JN185812

小動物臨床における

診断推論

症状から病気を解き明かす論理的思考法

監訳 馬場健司　　翻訳 福田淳志

著 JILL E. MADDISON　HOLGER A. VOLK　DAVID B. CHURCH

緑書房

ご 注 意

本書中の診断法，治療法，薬用量については，最新の獣医学的知見をもとに，細心の注意をもって記載されています。しかし獣医学の著しい進歩からみて，記載された内容がすべての点において完全であると保証するものではありません。実際の症例へ応用する場合は，使用する機器，検査センターの正常値に注意し，かつ用量等はチェックし，各獣医師の責任の下，注意深く診療を行ってください。本書記載の診断法，治療法，薬用量による不測の事故に対して，著者，監訳者，翻訳者，編集者ならびに出版社は，その責を負いかねます。

（株式会社 緑書房）

Clinical Reasoning in Small Animal Practice

執筆者

Jill E. Maddison
Director of Professional Development, Extra Mural Studies and General Practice
Department of Clinical Science and Services
The Royal Veterinary College
CHAPTER 1～6, 9～12, 14

Holger A. Volk
Professor of Veterinary Neurology & Neurosurgery
Department of Clinical Science and Services
The Royal Veterinary College
CHAPTER 1, 6, 7, 13, 14

David B. Church
Vice Principal for Learning and the Student Experience
The Royal Veterinary College
CHAPTER 6, 8, 12

協力

Stephen May
Deputy Principal
The Royal Veterinary College

Elvin R. Kulendra
Lecturer in Small Animal Surgery
Department of Clinical Science and Services
The Royal Veterinary College

Andrea V. Volk
Staff Clinician in Veterinary Dermatology
Department of Clinical Science and Services
The Royal Veterinary College

推薦の辞

獣医師の役割の中心は（医師と同じように）診断推論と意思決定ですが，そのプロセスには誤解も多く，獣医師が備えておくべき様々なスキルの中でも間違って教えられていることが多い分野です。エビデンス・ベースド・メディスンが隆盛となった現在，「学生はパターン認識に陥るべきではない」「診断に科学的手法を用いる」「パターン認識よりも分析的アプローチの方が精確である」「少なくとも客観的なデータがあれば，思い込みで解釈しないで済む」といった主張が繰り返され，そうした主張が受け入れられるにつれて，次世代の獣医師を養成する立場の人にもそうした主張が広まっていきました。

本書はDr. Maddisonと共著者らが，小動物臨床現場において「臨床的な問題を解決するための論理的アプローチ法」を明快に解説したものです。著者それぞれが長年の臨床現場で得た経験を持ち寄るところから始まり，著者らの専門知識とその方法論を大学の教室そして臨床現場でいかに理解してもらうかというものへ発展していきました。

私たち自身が脳の働き方を解明していくにつれ，その目論見と本書で提唱するアプローチ法をより深く結び付けられるようになりました。推論の過程は，Ⅰ型（パターン認識法とも呼ばれる方法）とⅡ型（分析的）の２つのカテゴリーに分けられます。パターン認識法は迅速で効率的な方法であるため，私たちは人生のあらゆる場面でⅠ型の意思決定法を用いています。パターン認識法は，過去に遭遇した類似の問題の記憶に基づいて行われる意思決定であるため，適切に機能すれば分析的な意思決定と同等の精確さを発揮します。しかし，特に忙しい現代社会においては，スピードと効率を追求するあまりに，「認知的怠慢（パターンに合わない部分を無視してしまうこと）」（Stanovich 2009）に陥りがちです。ですから，動物の生命と健康に関わるような「一か八か」の意思決定をする場合には，最初に出した結論と本書で強調している分析的アプローチを用いた結論を照らし合わせる必要があるでしょう（Ark et al. 2007）。

多くの人々が，診断推論のための分析的アプローチを，仮説の検証を行う点も含めて「科学的」と表現していますが，これが誤解のもとなのです。科学的な手法では，仮説を立てて結果を予測し，次に実験と観察を行ってその予測が正しかったかどうかを検証します。これは「後向き推論」と呼ばれています。単純な症例では後向き推論は非常に有効なのですが，特に初期対応の場でその症例で想定しうる鑑別診断がたくさんあると，あっという間に頭が混乱してしまいます。仮に獣医師が仮説－演繹的な科学的手法に耐えられたとしても，手法そのものが意思決定を邪魔してしまいます。想定すべきデータが多いために私たちの意思決定は不正確になり，そして初心者にとっては「思考麻痺」から取るべき行動が取れなくなってしまうでしょう（Croskerry et al. 2014）。

臨床現場の獣医師，そして症例報告を観察すると，診断推論は帰納的にデータから診断へと進む手法であるといえます（Patel et al. 2005）。これが本書で採用している系統立てた診断推論であり，今後臨床現場に出る獣医師にとって明確な道標となるだけではなく，すでに経験が豊富な獣医師にとっても，役に立つでしょう。パターン認識に陥りがちな後向き推論のアプローチとは異なり，系統立てた前向きの診断推論を繰り返し実践することで，将来的に役立つ思考の枠組み作りができるのです（Sweller 1988）。

診断を始めるにあたって，まずはデータを収集することが重要であり，そのためには特定の臓器（群）から生じる症状や，それがどのような影響を及ぼしているかを把握する必要があります（Auclair 2007）。その後で仮診断を立てていくことになりますが，臨床症状を個別に考えてから仮診断を立てることで，鑑別診断リストは過去の「科学的アプローチ法」で提唱されていたものよりもずっと短くなります。

「William Osler は医学について，可能性のバランスを取ることに重きを置いたアートであると書いています（Osler 1910）。医学とは不確かなものを扱う科学であり，可能性のアートである…。診断をつけるということは，常に間違いの可能性を含んだものであり，分別を要するものである」（Bean 1968 から引用）。Osler の 100 年前の洞察の通り，私たちの診断はしばしば可能性に基づく暫定的なものであり，新たな情報が得られれば修正していかなければなりません。

私たちのアプローチ法は，検査前の仮診断から事前確率が生じるという意味ではベイズ法的です。そして仮診断が正しいという可能性を高められる検査法を選択します。感度と特異度の限界から,「スクリーニング」検査では多くの疾患を見逃し，また多くの偽陽性が出てしまいます。しかし，適切な臨床検査に基づいて「診断を目指して」妥当な検査法を選択すれば，診断および治療方針は確信をもって立てられますし，現在利用できるテクノロジーのすべてをもってしても「確定診断には常に分別をもって」臨まなければなりません。

Donald Schon は先見性のある著作,「The Reflective Practitioner（専門家の知恵)」で２つの忘れがたいイメージを提起しています。Schon は専門的（学問的）な臨床のことを「高度で確固たる基礎を有し，落とし穴を見越せる存在であり，問題を科学的アプローチから解決できるもの」と記しています。一方で「落とし穴にはまる人にとって問題点はこんがらがって不明確であり，伝統的な科学的手法が適応できない」とも記しています（Schon 1983, p.42)。本書を特にお薦めしたいのは，臨床現場で落とし穴にはまってしまっている獣医師です。Schon は，ピアノの達人が生徒に演奏法を指導しようとしているものの，どこを直せばよいのかすぐには説明できない例も挙げています（Schon 1995)。正しい指使いを示すためには，ピアノの前に座って実際にその一節を演奏してみせるしかありません。専門家にとって思考過程を紐解いて解説することが難しいのは，その思考過程が自動化しているからであり，合理的な説明が難しいがゆえに誤解を招きやすいのです。本書は，自身の臨床的思考がどのように進められているのかを知りたい指導的立場の獣医師，そして後進の獣医師の学習をエビデンスに基づく方法でサポートしたいと願う経験豊富な獣医師にもお薦めします。

Stephen May

謝辞

臨床的な問題の解決法に関する指導法と学習法を構築するにあたり，手助けしてくださいました私たちの現在，そして過去の教え子と，世界中の臨床現場で私たちとともに働く獣医師の皆様に感謝いたします。そして各章の草稿を読み，洞察に満ちた助言をくださいました，Lucy McMahon，Ruth Serlin，Fran Taylor-Brown, Jane Tomlin, Martin Whiting にも感謝いたします。最後になりますが，David Watson，Brian Farrow の両氏に大きな感謝を申し上げます。両氏の洞察力，先見の明，激励がなければ，本書が世に出ることはなかったでしょう。

著者

References

Ark, TK., Brooks, LR. and Eva, KW. The benefits of flexibility: the pedagogical value of instructions to adopt multifaceted diagnostic reasoning strategies. *Medical Education* 41: 281–287, 2007.

Auclair, F. Problem formulation by medical students: an observation study. *BMC Medical Education* 7: 16, 2007.

Bean WB. *Sir William Osler: aphorisms from his bedside teachings and writings*. 3rd ed Springfield, IL: Charles C Thomas; 1968, p 129.

Croskerry, P., Petrie, DA., Reilly, JB. and Tait, G. Deciding about fast and slow decisions. *Academic Medicine* 89: 197–200, 2014.

Evans, JStBT. In two minds: dual-process accounts of reasoning. *Trends in Cognitive Sciences* 7: 454–459, 2003.

Evans, JStBT. Spot the difference: Distinguishing between two kinds of processing. *Mind and Society* 11: 121–131, 2012.

Osler W. Teacher and Student. In *Aequanimitas, with other addresses to medical students, nurses and practitioners of medicine*. Philadelphia, PA: P Blakiston; 1910, p. 40.

Patel, VL., Aroche, JF. and Zhang, J. Thinking and reasoning in medicine, in K. Holyoak *Cambridge Handbook of Thinking and Reasoning*. Cambridge University Press, 2005. pp. 727–750.

Schon, DA. *The reflective practitioner: how professionals think in action*. San Francisco: Jossey-Bass; 1983.

Schon, DA. Knowing-in-action: the new scholarship requires a new epistemology. *Change: The Magazine of Higher Learning* 27(6), 26–34, 1995.

Stanovich, KE. Rational and irrational thought: the thinking that IQ tests miss. *Scientific American Mind*, November/December, pp 34–39, 2009.

Sweller, J. Cognitive load during problem solving: effects on learning. *Cognitive Science* 12: 257–285, 1988.

監訳をおえて

本書は，症状から正しい診断に辿り着くための論理的な診断アプローチ法，すなわち「診断推論」を解説したものです。

「診断推論」という言葉をはじめて知ったという読者も少なからずいるでしょう。それもそのはずで，これまでに小動物臨床において系統的な診断推論は存在せず，我が国でも体系的に教えられていないのが現状です。私自身，大学で小動物臨床を教える立場にありますが，臨床実習の現場で，自身の診断までの思考プロセスをどのように学生に教授するかに日々悩まされています。それだけに，診断推論を体系的に解説した本書は画期的ともいえます。

本書で解説されているのは，闇雲な検査や高度な診断技術に頼らずに診断に辿り着くための思考プロセスであり，現在そして未来のいかなる症例にも適用できる普遍的なアプローチ法です。この思考プロセスは，特定分野の専門医よりも，一次診療を担う総合臨床医こそが必要とするものです。なぜなら一次診療の総合臨床医は，飼い主や動物の経済的・身体的負担を最小限にとどめつつ，的確な診断や二次診療施設の専門医への紹介をしなければならないからです。そして，この論理的思考プロセスを経ることにより，診断とその後の治療に関して説得力のある説明ができるようになり，飼い主との信頼関係を築くことにもつながるからです。

以上より，本書は特に一次診療に携わっている獣医師やまだ経験の浅い研修獣医師にお薦めします。また，指導的立場にある中堅以上の獣医師にも，自身の診断への思考プロセスを学生や若手獣医師に体系的に教授するうえで非常に役立つと思われます（私自身がそうだったように！）。

最後に，本書刊行の提案者であり，丁寧な翻訳をしていただいた福田淳志先生に深謝いたします。また，監訳の機会を与えていただき，暖かいご理解と丁寧な編集にご尽力いただいた池田俊之氏，重田淑子氏をはじめとする緑書房の皆様に心より感謝申し上げます。

2016 年秋

馬場健司

翻訳をおえて

本書は，「獣医学領域における診断推論」を，はじめてテーマとして扱った一冊です。近年，獣医学の発展には目覚ましいものがあり，日進月歩で新たな知見が得られています。インターネットの登場により，国外の最新情報にアクセスする敷居は限りなく低くなりました。得られる情報は文字に限らず，動画共有サイトを検索すれば検査法から術式までの動画が簡単にみつけられ，診療を立体的にイメージできる素晴らしい時代となりました。また，大学での教育課程，卒後研修，学会参加などで得られる膨大な知識の海も獣医師の前には広がっています。その波に飲まれず，そして惑わされることなく，臨床家として的確に判断するためにはどうしたらよいでしょうか。一人前の獣医師になるために長年の経験が必要なら，卒後間もない獣医師には，動物の前に立つ資格がないのでしょうか。動物とその家族を思う良心的な獣医師ほど，理想と現在の技量とのギャップに悩むことと思います。

同様の悩みは医師にもあると思いますが，書店で医学書のコーナーに立ち寄ると，研修医向けの良書が多数みつかります。その中でも，国家試験を通過して得られた知識をいかに運用するか，それを教えてくれる「診断学」は書店の棚の大きな面積を占めています。診断学は，いわば医学的な考え方とはどういうものかを教えてくれる分野です。その中でも「診断推論」は究極ともいえる方法であり，診断の誤りを最大限防いでくれる，医師の頼もしい味方です。私自身，獣医師が学ぶことができる「診断推論」の書籍を長らく切望していたところ，ついに出版されたのが本書です。

本書は，知識よりもむしろ臨床家としての正しい考え方を提供するものですから，国家試験を終えたばかりの獣医師に限らず，出産などで一時休職されていた女性獣医師，経験を積まれ後輩の指導に当たられている獣医師など，幅広い層にお勧めできます。そして，「診断推論」を学ぶことで，本書の中で書かれているように，明日からの診療がすべての獣医師にとって楽しく，ストレスのないものになることを願ってやみません。

最後に，ご多忙のなか，監訳をお引き受け下さいました山口大学の馬場健司先生に深謝申し上げます。また，丁寧なアドバイスと編集で後押しいただいた緑書房の皆様に心から感謝申し上げます。

2016 年初夏

福田淳志

目次

CHAPTER 1

プロブレムに即した
帰納的診断推論とは

本書の目的は，小動物の獣医師が日々遭遇する症例に対して，しっかり構築された，病態生理学的に正しい診断アプローチ法を身につけていただくことにあります。診断推論（clinical reasoning）のための確固たる基盤を築くことで，獣医師は過去に経験がない疾患であっても，正しい診断に辿り着くことができます。さらには，本書で述べている手法を用いれば，長ったらしい鑑別診断リストを暗記する必要がなくなり，その分，自由になった思考力を複雑な症例について考えるために使えるのです。

本書では，たくさんの疾患の詳細を述べて，あなたを混乱させるようなことはしません。各疾患を詳説した素晴らしい成書は，すでにたくさん存在します。本書によって習得していただきたいのは，臨床現場で役立つ「フレームワーク（思考の枠組み）」を身につけること，そして獣医師としての知識を診断推論に活かす方法です。

はじめて自動車を運転した時のことを思い出してください。あなたにとっても同乗した教官にとっても，大変な出来事だったことでしょう。安全運転するために，たくさんのことを気にかけなければなりませんでした。しかし運転に習熟してくると，運転には直接関係のないこと，例えば同乗者とおしゃべりしたり，ラジオを聞いたり，選局したりといったことを，運転しながらできるようになります。そうした雑事をはじめての運転で行おうとしたら，きっと事故を起こすでしょう。このように，1つの作業に習熟すれば，考えなくても体は動くようになります。

臨床教育も同じです。獣医学生から経験を積んだ獣医師になる過程で，知識と技術をまず意識的に習得します。ほとんどの獣医大学では，器官別あるいは動物種別に指導を行っています。そうした指導法は総括的な知識，病態と治療法について基礎を築くのには適しています。しかしながら動物たちが体調を崩して受診する時には，臨床症状の原因となる疾患は様々な器官が原因となりうるので，鑑別診断リストが無限に続くように思えます。

動物は罹患している病名をおでこに貼りつけて来院するわけではありません。そのため獣医師は自分の知識をフルに活かすために，しっかりとした診断論拠を持っていなければなりません。すると臨床症状と知識を結びつけて診断でき，妥当な鑑別診断リストが浮かぶのです。診断推論を身につけることで，診断も治療方法の選択も，ずっと簡単に行えるようになります。筋道が明確なので，飼い主とのコミュニケーションも円滑に行えることでしょう。

経験豊富な獣医師へと向かう次なるステップは，判断が無意識的・直感的に行えるようになることです。ベテラン獣医師が迅速かつ直感的に診断を下す様は，「アート（芸術）」と評されます。一方で意識的な思考プロセスは「サイエンス（科学）」あるいは分析的と称されます。直感はその場の状況に左右されやすく，また経験値の影響を受け，明確な因果のロジックとは無縁なことがあります。それがなぜ重要なのでしょうか？　誰しもこう考えたことがあるでしょう。「この動物は…だろうな」と。無意識は，あたかも臨床的な判断が論理的に導き出されたものであるかのように，私たちの意識を欺きます。直感，あるいは「パターン認識」が正しい診断に辿り着いているうちは，問題ないでしょう。しかしそうでない場合，なぜ直感が外れたのかについて考えなければなりませんし，合理的な診断をつける別の方法を知る必要があります。

本書はあなたに合理的な診断を行うためのツール，そして症例の謎を解くための思考の枠組みを提供します。知識を引っ張り出すことで頭がいっぱいになる代わりに，あなたの無意識的な思考力を解き放てるのです。

なぜ楽しくない，イライラする症例があるのか？

あなたが最近出会った症例のうち，イライラしたり，診断や治療に手こずったものを思い出してください。その原因は分かりますか？

複雑な症例が楽しくなく，イライラするのにはいくつもの理由があります。

- 原因は飼い主にあるのでしょうか？（例：費用をかけずに問題を解決できるという非現実的な期待をかけられているから？　診断のために必要な費用が払えな

い，あるいは出し渋っているから？　病歴があいまいだから？）
- 症例が複雑で，知っているパターンのどれとも合致しなかったのでしょうか？
- その疾病に関する知識が全部は思い出せず，そのために思考にバイアスがかかったのでしょうか？
- シグナルメント（特に品種・年齢）が判断を誤らせて，不適当な鑑別診断リストになってしまったのでしょうか？
- パターンは合致するものの，検査結果はその診断名を否定するものだったのでしょうか？
- 診断に役立たなかった検査で飼い主に多額の費用負担をかけてしまったのでしょうか？

他にも症例に関して，イライラや困難を感じる原因が思い浮かびますか？　飼い主側の問題はさておき（後述しますが，飼い主の問題も部分的には解消できるのです），本書を読み終える頃には，正確で素早い診断に辿り着くのを妨げる様々な障害物を排除することができるでしょう。そうすれば臨床で出くわす謎を解くのが楽しくなります。

症例の謎を解く

動物が問題を抱えている時，その原因を探って鑑別診断リストを作成するにはいくつかの方法があります。1つ目は「パターン認識」法です。臨床症状のパターンから，そのパターンに合致する診断名をつける方法です。「病気の筋書きをみる」方法ともいえます。2つ目の方法は，とりあえず血液検査をしてみて何がおかしいかを調べる，「ミニマムデータベース」ともいわれる方法です。そして3つ目が，問題に則した「診断推論」です。これら3つをすべて使うこともよくあるでしょう。

パターン認識

パターン認識は，その動物が呈している症状や異常に合致するすべての病気を思い出そうとすることから始まります。この手法は比較的シンプルで（しかし間違いや見落としは多い），以下のような場合には有効でしょう。

- よくある疾患で，典型的な症状を示す
- その疾患に特有の症状が出る
- 獣医師がすべての臨床症状を把握しており，さらに鑑別診断リストが一部の症状・症例の背景だけに基づいたものではない（広く網羅的である）
- 考えられる診断名が少なく，かつ確実に覚えているものである場合，あるいはルーチンな検査で簡単に鑑別診断リストから除外，もしくは鑑別診断リストに入れられる
- 獣医師が経験豊富で，最新の知識が頭に入っていて，担当症例のことを常時真剣に熟考していて，さらに素晴らしい記憶力がある

パターン認識は多くの一般的な疾患を診断する場合に役立ちます。利点は診断が迅速かつ経済的なことですが，もちろんそれは診断が正しければの話です。獣医師は飼い主からすると，自信を持って診断を行っているので頼もしくみえます（もちろん診断が正しければですが…）。

パターン認識は，臨床経験が浅い場合（十分にパターンを知らない場合），あるいは一部の要素しかみえていない場合（そしてパターン認識が無意識的に行われていることを自覚せずに，間違いに備えて再考できていない場合）には欠陥だらけの方法です。たとえ獣医師が経験を積んでいたとしても，珍しい疾患や，好発疾患でも非典型的なパターンをとる場合，そして症状が多岐にわたっていて，すぐには特定の病気に結びつけられない場合，あるいは症状が非特異的なものでしかない場合など，そうしたケースではパターン認識は役に立ちません。さらに経験豊富な獣医師のパターン認識がうまくいくのは，たまたま過去に経験した症例の診断が正しく，今回もそれとパターンが一致しているだけであり，パターンが似通っているからといって今回も同じ病気である保証はないのです。

パターン認識の落とし穴は，最初の「直感」のせいで，他の病気の可能性を見逃してしまう「視野狭窄」になりかねないことです。この現象を「確証バイアス（翻訳者注：認知心理学や社会心理学における用語で，仮説や信念を検証する際にそれを支持する情報ばかりを集め，反証する情報を無視または集めようとしない傾向のこと）」

といい，自身の信じていることや仮説を支持するような情報にばかり目についてしまうことをいいます。パターン認識にのみ頼ることの最大の弊害は，診断が間違っていた時にその症例について再考しようとしても，何ら論理的な思考の枠組みとなってくれないことです。ですからパターン認識による診断は，うまくいけばスピーディで正しく，「有用な」診断方法ですが，最悪の場合は時間とお金の無駄で，時には動物の命を危険にさらすことになるのです。

血液検査をしよう！

血液学的検査（CBC），血液生化学検査，尿検査をルーチンに行えば，症状を理解するのには非常に役立つことでしょう。しかし検査前によく考えることなく血液検査（ミニマムデータベースとよく呼ばれています）に頼っていると，一部の器官の病気はよく発見できますが，その他の器官の病気はすべて見逃すことになります。消化管，脳，神経－筋肉，（猫の）膵臓，心臓などに命を脅かす深刻なレベルの障害があっても，CBC と血液生化学検査の結果には重大な変化が起こっていないことがほとんどです。血液検査に頼りきっていると，検査結果があいまいな場合に困ることになります。そうした獣医師は時間と飼い主のお金を浪費しながら，次にどうすべきか，あてもなくさまようことになるのです。診断に役立たない検査をしてお金をかけるのはよろしくありませんし，何でもかんでも検査することに喜んでお金を払う飼い主などほとんどいません。「スクリーニング」と称して血液検査をするのも誤診のもとです。なぜならどんな検査でも，感度と特異度は，その疾患のその集団における有病率に大きく左右されるからです。

経験を積んだ獣医師であれば，パターン認識と「魚釣り旅行」（つまり，「何だか分からないからとりあえず血液検査をしてみて，何かみつかるとよいな！」という方法）でも，一次診療なら多くの症例で診断や治療はうまくいくことでしょう。しかし，こんな方法でうまくいく症例ばかりではありませんし，うまくいかない症例こそ獣医師のストレスとなり，動物は苦しみ，飼い主との関係は悪くなり，臨床現場をつまらないものにしてしまうのです。そしてこの方法ではたくさんの診断を暗記しておかないとうまくいきません。知識が足りなかったり，きちんと病態を認識できていないと大変なことになります。前述のように，パターン認識法では比較的少ない鑑別診断リストしか浮かんできません。また経験の浅い獣医師やブランクのある獣医師，他領域から移ってきた獣医師には役立たない方法なのです。

上記のような理由から，私たちは本書を通じて，あなたが問題に則した診断推論スキルを確立し，そして病態生理学的な原則の知識を身につけてもらいたいと願っています。簡単に覚えられるのに，しっかりとしていて，多様な疾患群に適用できる原則が身につくフレームワーク（思考の枠組み）を持っていただきたいのです。そのフレームワークの正式名称は，「問題に則した帰納的診断推論（Problem-based inductive clinical reasoning）」といいます。

問題に則した帰納的診断推論

問題に則した帰納的診断推論ではまず，それぞれの重要な臨床病理学的な問題を一定の方法で考察します。その他の症状と結びつけて考えるのは，考察の後で行います。このアプローチでは来院動物が呈している症状の中で，最も特異的なものについて，病態生理学的な基本と先導的な問いかけ（後述）を考えることから始めます。そうすると獣医師の頭は，所見で最もありそうな診断名の他にも，様々な疾患を想定することができて，思い込みからくる視野狭窄に陥ることを回避できるのです。

臨床症状が複数あったとしましょう。例えば，嘔吐，多尿，脈欠損です。それぞれの問題を別個に考えてから，その後でそれぞれの関係を考えて，存在するすべての症状を説明できる疾患（群）があるか探ります。こうすると獣医師は，とある症状を引き起こしうるあらゆる病気を思い浮かべるよりも容易に，それぞれの症状に対する鑑別診断リストを思い浮かべ，そして結びつけられます。シグナルメント（背景：その年齢・品種・性別でどんな病気が多いか）をリスク因子として考慮に入れることは大切ですが，それが正しい診断をする妨げになってはなりません。

診断推論でも症状のパターンはみますが，まずはフレームワークに当てはめて考えてみないと，パターンに当てはめる方法が正しい診断を妨げる視野狭窄のもとになります。

診断推論の各ステップ

ステップ1　プロブレム・リスト

プロブレム・リストを作成する

論理的な診断推論の第一歩は，動物が呈している問題点を明確にすることです。そのためにはプロブレム・リストを作成するのが最もよいでしょう。頭のなかで構築してもいいですし，複雑な症例ならば紙に書いたり，コンピュータを使いましょう。

プロブレム・リストを作るとなぜ役に立つのか？

- 臨床症状について，現在どこまで自分自身が分かっているのかはっきりする
- あいまいなものがより明白になる
- リストを作ることで，獣医師はどれが鍵となる問題点（ハード・ファインディング）で，どれが瑣末な騒音（ソフト・ファインディング）なのかを判別できる
- 最も重要なことは，見逃してしまいがちな重大な症状を見落とさずに済むということである

問題を突き止めて「順位付けをする」

問題点を突き止めたら，次に問題点の性質に応じて，重要度の順位付けをしましょう。

例えば，食欲不振，沈うつ，元気消失といった症状はすべて非特異的なもので，どの器官に異常があるのか，無数にある病気の中から絞り込みができるような症状ではありません。しかし嘔吐，多飲多尿，てんかん発作，黄疸，下痢，粘膜蒼白，虚弱，出血，咳と呼吸困難といった症状はさらに特異的で，獣医師に「診断のきっかけ」を与えてくれます。獣医師が動物の病状をよく理解すればするほど，目標は確定診断に至るまで問題点を突き止めていく方向へ向かいます（つまり診断を絞り込んでいくということです）。

特異度は相対的なものだ！

問題点の特異度というものは，状況により変わるものです。例えば，間欠的な嘔吐と元気消失で来院した犬であれば，嘔吐が最も特異的な問題点となります。なぜなら嘔吐の原因となるものが，おそらく元気消失の理由でもあるからです。一方で，間欠的な嘔吐と元気消失，そして黄疸がみられる犬であれば，黄疸こそが最も特異的な問題点です。黄疸の原因の大部分が嘔吐を引き起こしますが，逆は成り立ちません。つまり嘔吐の原因の大部分は，黄疸を起こしません。したがって嘔吐を「診断のきっかけ」とするのは価値のないことであり，もしそうしたなら時間と資源を浪費することになるでしょう。この例では，黄疸について調査を進めることで，嘔吐から探るよりも迅速に診断に辿り着けるでしょう。なぜなら黄疸の原因を調べる検査の方が，嘔吐の原因を調べるよりも絞り込んだ検査となるからです。

言い換えるならば，すべての問題点を同定して，ある程度の考慮はするのですが，診断・治療プランを立てる際には，最も特異的な（かつその他の症状と関連しているであろう）問題点（診断のきっかけ）から始めることです。1つの診断名ではすべてが説明しきれないと感じるのであれば，各問題点を切り離したまま別個に考えて，関係はあってもなくてもどちらでもよいものとして扱いましょう。以下のような場合には，複数の要因から臨床症状が起こっているものと考えられるでしょう。

- 症状の時系列が離れている場合（発生時間が離れているならば，複数の要因が存在しているだろう）
- 問題点がうまく合致しない場合。例えば異なる器官が関わっていて，パターンが読めない場合
- それ以外に，他の要因が関わっていそうな場合。例えば，一部の症状は対症療法で軽快したものの，別の症状は残った場合

どの問題点が特異的だと決定すればよいか？

前述したように，特異度とは相対的な指標であり，症例ごとに異なります。その動物の疾患を突き止めるために，どの問題点が最も特異的であるかを決定するには，いくつかのヒントがあります。

その問題点の診断をつけるために明確な診断方法がありますか？　問題が起きている器官を絞り込んだり，あるいは疑われる診断リストから除外していけますか？

例：嘔吐 vs 食欲不振

- 嘔吐の診断をつける方法は非常に明確です（CHAPTER 2 参照）。一方で食欲不振の原因となる疾患は無数にある上に，診断方法もはっきりしません（CHAPTER 4 参照）。そのため本例の診断をつける「きっかけ」となるのは，食欲不振よりも嘔吐でしょう。

ある問題点が，その他すべてを説明できる一方で，その逆は成り立たない。あるいはその問題点から考えられる鑑別診断リストには，その他の問題点を網羅できる疾患群が含まれているが，逆は成り立たない，という視点ではどうでしょうか？

例：嘔吐 vs 黄疸

- 前述したように，黄疸は最も特異的な症状です。なぜなら黄疸の原因の大部分が嘔吐も引き起こすからであり，逆に嘔吐の原因となると黄疸とは結びつかないものが多いからです。
- そのため，黄疸の診断アプローチの方が，嘔吐と比べるとはっきりしています（CHAPTER 10 参照）。そして鑑別診断リストも短くて済みます。

忘れてはいけないのは，それぞれの問題点を，動物全体に結びつけて見直してみることです。

最も特異的な問題点について診断手順を絞り込んでいけたなら，診断あるいは治療プランを立てることに集中できます。しかし特異度の低い問題点についても思い起こす必要があるでしょう。

例えば，最も特異的な問題点が多飲多尿で，尿比重が 1.002（低張尿）であり，非特異的な問題点として食欲不振がみられたとします。低張尿を伴う多飲多尿に対する鑑別診断リストを思い浮かべると，それらの疾患群では，通常は食欲不振を伴いません。例えば，心因性多飲，尿崩症，副腎皮質機能亢進症などですが，そうした疾患よりは食欲不振を伴う高カルシウム血症，子宮蓄膿症，肝疾患などの方がありそうです。あまりありえなそうな疾患を必ずしも除外する必要はありませんが，検査を進める上では優先順位は低くなるでしょう。

そうすると，このような思考を辿ることになります。「低張尿の原因は…（CHAPTER 12 参照），だからこの症例で最もありうる病気は（その他の臨床症状などからすると）…」。言い換えると，非特異的な問題点を使って，特異的な問題点から浮かべた鑑別診断リストを絞り込んでいくのです。この方法はパターン認識と同じではないか，といわれそうですが確かにある程度そうです。しかし，鑑別診断リストを絞り込んでいくステップ（そこで非特異的な症状を無視せず考慮に入れていくこと）においても，診断推論を使っていれば，獣医師の頭には（パターン認識では見落としてしまう）鑑別診断リストが残るのです（例えば，多飲多尿の猫が必ずしも腎不全とは限らない，というように）。この章の後半で述べますが，診断推論のステップを踏むことで，パターン認識で陥りがちな視野狭窄と確証バイアスのリスクを低減できるのです。

その診断に妥当性があるか？

優先順位は，診断の相対的な尤度（どれだけありうるか）によっても影響されます。好発疾患はやはりよく起こるのです。そのため珍しい病気であっても可能性を無視すべきではないでしょうが，データに矛盾がないのであれば，最も起こりやすい病気からまず考えていくのが普通です。

ステップ 2　意味がしっかり通っているか？

常に自問自答しましょう。臨床病理あるいはその他の検査結果と問題点とを照らし合わせてみて，「意味がしっかり通っているだろうか？　この臨床病理学的な異常点が，動物の症状を説明するものだろうか？」と。よい獣医師は名探偵でもあるのです！

例 1

例えば，犬が沈うつ，食欲不振，嘔吐，多飲を示していたとしましょう。血糖値が 12 mmol/L（基準値のやや上）で，尿検査では尿糖が 3+，ケトンは（－）だったとします。本症例は糖尿病ですべての症状の説明がつくでしょうか？　答えは否です。通常，単純な糖尿病では沈うつや食欲不振，嘔吐を呈することはありません。それらの症状には別の理由があるはずです。糖尿病性ケトアシドーシスが起きているのかもしれませんが，尿検査で否定されています。そのため，嘔吐，食欲不振，沈うつの説明がつく別の原因を追求していく必要があるのです。

例 2

状態の悪い犬（食欲不振，嘔吐，沈うつ）の臨床病理検査で，副腎皮質機能亢進症と合致する異常がみられたとします。副腎皮質機能亢進症で，この犬の症状の説明がつくでしょうか？　答えは否です。単純な副腎皮質機能亢進症だけでは，代謝的に状態が悪くはなりません。この犬の体調不良には何か別の原因があるはずで，あなたは副腎皮質機能亢進症の検査をする前に，別の異常を突き止め，解消しなければなりません（なぜなら併発疾患が副腎皮質機能検査に多大な影響をもたらしてしまうからです）。

ステップ 3　病態生理学的に考える

もう 1 つ大切なことは，病態生理学的に考えることです。獣医学生のうちに，生理学と病態生理学が獣医療を理解する上でどれだけ大切なものか，気づいている人などいないでしょう。

例えば，低カリウム血症の動物がいたとします。低カリウム血症を引き起こすすべての病気を思い出そうとするのではなく，体からカリウムが喪失する原因として，カリウムを吸収できなくなるのは，そしてカリウムを使いきってしまうのはどういった経路なのかを，見直してみましょう。こうした思考を習慣づけることで，あなたは未知の疾患であっても診断できる可能性があります（もしかすると教科書に載っていない病気でさえも！）。またこうした習慣付けをすると，病気の過程で起こる病態生理学的変化について知識が得られるようになり，内科学への造詣が深まり，さらには記憶力も高まることでしょう。

問題点に基づいたアプローチ

問題点に基づいたアプローチというのは人によって解釈が異なるものです。そしておそらくあなたもこの方法についてどこかで見聞きしたことがあるでしょう。問題点に基づいたアプローチについて，ある人は「プロブレム・リストを書いて，各プロブレムごとにすべての鑑別診断リストを羅列することだ」というでしょう。あなたにすさまじい記憶力と無限の時間がなければ，とても実行できそうにありません。別の人は「プロブレム・リストを書いて，それから鑑別診断リストを作ることだ」というでしょう。これはまさにパターン認識と同じなのですが，少なくともプロブレム・リストを書き出していることはスタートとしてはよいでしょう。

本書の根幹には，単に「問題点に基づいたアプローチ」というよりは，正確にいうと，「問題点に基づいた帰納的診断推論」という概念があります。このアプローチ法は，プロブレム・リストと鑑別診断リストとのギャップを埋める，系統立てたステップを提供するものです。問題点を探るには，以下のような質問にきっちりと答えていくことです。

- 問題点は何か？
- どの器官が関与していて，そしてどんなふうに関与しているのか？
- 問題が局在しているのは，器官のどの部位なのか？
- 病変は何なのか？

これらの質問の答え，あるいは答えを追求していくことで，病歴聴取の際に投げかける適切な質問が浮かび上がるでしょう。身体検査を実施する上で，何に注意を払うべきなのかも明確になります。そして最適な検査が何であるのかを決め，検査結果を理論的に解釈できるようになることでしょう。

問題点を明確にする

例：飼い主は，犬が嘔吐しているといっています。この犬は本当に嘔吐しているのでしょうか？　それとも吐出？　単に咳をしているだけでしょうか？

動物が示している重要な臨床症状について考える際には，できる限り正確に問題点を定義することが重要です。「よく定義された問題は，半分解けたようなものである」というのは至言です。「別の臨床症状と混合されていないか？」を最初に確認すべきです。このステップはきわめて重要であり，問題点をはっきりさせておかないと，臨床検査が横道にそれていってしまいます。

他にもこんな例があります。

- 飼い主は犬が痙攣したといっています。それはてんかん発作なのか，失神なのか，前庭障害なのか，それとも別の異常なのでしょうか？（CHAPTER 7 参照）
- 飼い主は犬が赤色尿をしたといっています。それは血尿なのか，ヘモグロビン尿やミオグロビン尿なのでしょうか？（CHAPTER 11 参照）

問題点を洗い直す

問題点によっては，ベストな診断アプローチ法を決めるために，さらなる洗い直しが必要になるでしょう。

こんな例が考えられます。

- 体重減少は，食欲不振からくるのか，それとも食欲は普通なのか？（CHAPTER 4 参照）
- 倒れたというのなら，意識消失はあったのか？（CHAPTER 6，7 参照）

問題点を明確にすること，そして洗い直すことがなぜそんなに重要なのか？

一見，飼い主や獣医師にとって同じようにみえても，それぞれの症例に対して，想定される疾患群，診断方法，治療方法は様々です。あるいは飼い主は，目にみえている症状が 1 つの原因によるものと考えているかもしれませんが，現実には獣医師からみれば他にも問題点を認めることがあります。適切に問題点を明確にし，そして洗い直す作業ができずにいると，間違ったところを検査したり治療することになり，時間とお金を浪費してしまいます。すると本来すべき治療開始が遅れ，病気は長引くこととなり，動物の苦しむ時間も長引き，時にはその生命さえ脅かされてしまいます。さらには飼い主に必要以上の費用負担をかけることにつながり，獣医師と飼い主との信頼関係まで損ねてしまいます。

器官を明確にし，洗い直す

問題点が明確になったら，次のステップとして，どの器官が関与しているかを考えます。あらゆる臨床症状に対して，その症状を作り出している器官（群）があります。しかし，真に重要な疑問点はこうです。「どのように関与しているのか？」。鍵となる質問は，「どの器官がこの症状を起こしているのだろうか？」，そして「一次的，つまりは構造的な問題点が体のどこにあるのか，あるいは二次的，つまり別の原因から影響を受けて，関連する器官が機能的な問題を生じているのか？」ということです。

例えばこのようなことです。

- 動物が嘔吐しているならば，消化器（GI）系は必ず関わっている。寄生虫，炎症，腫瘍，異物といった消化管そのものに病変が存在している，直接的な消化器疾患である場合がある。そうしたものを一次性（構造的）消化器疾患と呼ぶ。あるいは，嘔吐は消化器以外の臓器である肝臓，腎臓，副腎，膵臓といった臓器の機能不全から起きているのかもしれない。そのようなものを二次性（機能的）消化器疾患と呼ぶ
- 動物が全身的な虚弱を示している場合，必ず関与している器官は神経－筋系である。しかし原因は一次的な神経－筋病変（例えば，炎症，毒素，腫瘍，感染など）かもしれないし，機能異常は他の臓器の病変に起因するもので，代謝異常により神経伝達機能が損なわれているのかもしれない。例えば，低血糖，貧血，低酸素症，電解質異常などが考えられる。それらは二次的な神経筋疾患と呼ばれる

なぜ器官を明確にし，洗い直すのか？

一次的（構造的）異常で考えるべき疾患群，診断方法と治療方法は，二次的（機能的）異常で考えられるものとはずいぶん異なっていることでしょう。一次的（構造

的）問題点を調べるには，画像診断（X線，超音波，コンピューター断層撮影［CT］，MRI，内視鏡）や生検を用いることが多く，ルーチンで実施しているCBC，血液生化学検査，尿検査ではほとんど診断価値がありません。一方で，二次的（機能的）問題点を探るには，CBC，血液生化学検査を行わないと状況把握と診断ができません。

どの器官に問題があって，どのように関与しているのかを考えずにいると，時間とお金を浪費することになります。すると治療開始が遅れ，病気は長引き，動物の苦痛も長引き，時には生命を危険にさらし，飼い主には不必要な費用負担を強いることになります。そして繰り返しになりますが，獣医師と飼い主との関係性も悪化してしまいます。もしあなたが「パターン」で診断しているだけならば，それぞれの問題点について「どの器官が関わっているのだろうか？　そして一次的な問題なのか，二次的な問題なのか？」と自問自答することです。このシンプルな問いかけをするだけで，「パターン」に頼って診断していたのではみえてこなかった診断名が浮かび上がってきます。

例えばこんなふうに。

- 慢性的な咳は，心臓からくるものか？　それとも呼吸器系からくるものか？（CHAPTER 8参照）
- 黄疸は肝前性（溶血性）か？　肝性／肝後性か？（CHAPTER 10参照）
- 不整脈は一次的（構造的）心疾患（例えば拡張型心筋症）なのか？　あるいは胃拡張捻転症候群，脾臓の異常からくるものなのか？（CHAPTER 6参照）
- 多飲多尿は心因性多飲症や一次的（構造的）な腎疾患（慢性腎臓病）なのか？　あるいは腎臓以外の異常（例えば，糖尿病，高カルシウム血症，副腎皮質機能低下症など）があるのか？（CHAPTER 12参照）

あるいは似たような問いかけ方で，「問題点は局所的か？　全身的か？」と考える場合もあります。

- 鼻出血…鼻の局所的な異常か？　あるいは全身性疾患（止血障害や血液過粘稠）なのか？（CHAPTER 11参照）
- メレナ…消化管出血は局所的な異常（潰瘍，ただし潰瘍も一次的なものと，二次

的なものがあるが）なのか？　あるいは全身的な異常（止血障害など）なのか？（CHAPTER 11 参照）
- 発作…脳の局所的な異常（腫瘍，感染，炎症）なのか？　全身的な疾患（電解質異常，中毒）なのか？（CHAPTER 7 参照）

一次的な疾患と二次的な疾患をどう鑑別すればよいのか？

原因となっている器官を突き止め，洗い直すヒントとなる病歴や臨床検査があります。あるいはさらに検査をしてみないと答えが出せないかもしれません。しかし自問自答だけでも，その症例が，ある器官に一次的に炎症や腫瘍，変性，感染などを起こしているのか，あるいは間接的に機能障害を受けているのか，考えるきっかけとなるでしょう。

局在を明確にする

例：嘔吐が一次的な消化器疾患だと分かったなら，消化管のどこに病変部があるのでしょうか？

この例では，このように自問自答することで何の検査をするのが最も適切なのか，あるいは次に何をすべきかが明確になります。

例えば，ある症例の病歴と身体検査所見，検査データから下部小腸に病変があることが示唆されたとします。すると内視鏡検査では適切に病変部を視認したり，生検ができません。しかしあらゆる情報から胃の病変が疑われるのなら，内視鏡検査が最適な診断方法でしょう。

他にもこんな例が考えられます。

- 二次的な消化器疾患による嘔吐…原因は肝臓か？　腎臓か？　副腎か？　膵臓か？（CHAPTER 2 参照）
- 神経異常による後肢虚弱…病変部は脊髄なのか？（そして脊髄のどの部位か？）末梢神経か？　筋肉か？　脳か？（CHAPTER 6 参照）
- 血尿…尿道から？　前立腺から？　膀胱から？　腎臓から？（CHAPTER 11 参照）

病変を明確にする

体のどの部位に異常があるか，その局在を突き止めたなら，次の鍵となる質問は「それは何か？」です。つまり病変を突き止めるということです。病理学的な大区分「DAMNIT-V，変性；Degerneration，異常；Anomaly，代謝；Metabolic，腫瘍；Neoplasia，栄養；Nutritional，感染；Infection，炎症；Inflammation，特発性（“遺伝性”）；Idiopathic（Genetic），外傷；Trauma，中毒；Toxin，血管；Vascular」を思い出すとよいでしょう。

どの病理学的異常が最もありうるのかは，罹患臓器，背景（シグナルメント：動物種，品種，年齢，性別など），臨床経過と臨床症状，疼痛の有無，地理的要因，そして症例の属する集団で好発する疾患は何か，といった要因により様々です。

こうした考察は，その動物が一次診療施設を受診しているのか，あるいは二次診療施設を受診しているのかでも変わってきます。好発疾患はやはりよくみられますし，「夜中に蹄の音がしたら，シマウマよりも馬の可能性が高い」のです（もちろんサファリにいれば別ですが！）。これは珍しい診断名を考えなくてよいという意味ではありません（そうした疾患は二次診療施設ではより高頻度にみられます）。好発疾患であるほど，診療を開始した段階では診断の優先順位が高くなるということです。

例：胃に病変がある動物の場合…腫瘍か？　異物か？　潰瘍か？

この質問に答えを出すには，目視と生検が必要でしょう。ですが病変部位を特定するまでは，こうした自問自答をすること自体が時間の無駄というものです。

他にもこんな例があります。

- MRI検査でみつかった脊髄病変…炎症か？　感染か？　腫瘍か？
- 下部尿路疾患による血尿…感染か？　尿路結石か？　腫瘍か？
- 大腸性下痢…寄生虫か？　感染か？　潰瘍か？　狭窄か？　腫瘍か？　食事関連性か？

問題点を明確にし，罹患臓器と局在，病変を明らかにするには何が必要か？

問題点を明確にし，そして器官を明確にし，可能であれば解剖学的な局在と，病変の種類を突き止めるための診断方法は，問題点に応じて変わってきます。

例えば，一部の症例では問題を明確にするために臨床病理が必要になりますが，多くの場合は病歴聴取（病気の発生と経過）と臨床検査結果で明確にできます。同じように，一部の症例ではどの器官に問題があるかを決定・洗い直すのには診断的な検査が必要ですが，別の症例では病歴聴取と臨床検査だけで器官が突き止められるでしょう。一部の症例では，問題点が明確にできれば，例えば吐出であれば器官も局在も明白です（上部消化管—食道あるいは咽頭)。神経学的異常であれば，臨床検査と神経学的検査で多くの場合，問題点，器官，局在が明確にできるので，診断的検査は問題の部位だけで行えばよいのです。

すべてをまとめる

問題点，器官，局在，病変の種類を明確にしていくステップは，必ずしもこの順番で行わなければいけないわけではありません。一部の問題点，例えば咳や下痢の場合には，局在を突き止めることを，器官を突き止めることよりも先に行います。局在を特定することが器官を特定することにつながるからです（CHAPTER 3，8参照)。その他にも掻痒の場合（CHAPTER 14参照)，問題点を明確にするよりも直接的に病変の種類を明確にしていけます。

しかし，ほとんどすべての臨床で遭遇する問題点については，以下の4つの質問にすべて（部分的）に答えていくことで，診断推論と治療方針決定の思考的枠組みとなるでしょう。

すなわち「問題点は何か？　どの器官がどのように関与しているのか？　病変の局在は？　病変の種類は？」という質問です。ですから，嘔吐している症例を診察したなら，「胃内異物か？　腎不全か？　肝臓腫瘍か？」と考えるのではなくて，まずは問題点と器官を明確にすることに注力しましょう。そうすれば鑑別診断リストが作成でき（通常は局在と病変の種類についての)，論理的で適切な優先順位付けもできます。こうすると診断が総括的に実施でき，その診断過程で必要になる診断オプションが浮かび上がってきます。

パターン認識には居場所がないのか？

重要なことなので繰り返し述べますが，多くの症例でパターン認識は適切かつ正当なものです。しかしパターン認識は獣医師の経験値，知識，技量，心構えに依存した診断方法です。例えば，もし腹部膨満を呈した高齢のテリア犬が来院して，両側対称性脱毛があり，脂漏症があり，色素沈着があり，面皰があって，しかもその犬が多量の水を飲んでいて食欲が増しており，さらにパンティングしていると飼い主がいうのならば，副腎皮質機能亢進症が最もありうる診断ですし，それぞれの問題点についてひとつひとつ考察していくことは馬鹿げているでしょう（もしあなたが一度も副腎皮質機能亢進症の犬をみたことがないのでなければですが）。

しかし，パターン認識による診断は，病気のパターンがその病気だけに特有のものであるとか，あなたが十分にたくさんのパターンを知っている，あるいは診断方法が非常に限られている場合にのみ，安全な方法です。パターン認識の精度は獣医師の経験値と知識量，そしてデータを素早く効率的に整理できる能力に依存してしまいます。

もちろん，それぞれの問題点をよく考える際に，それぞれの症状についてパターン認識をしています。しかし最初のステップとしてそれぞれの問題点を個別に考え，次に他の問題点と結びつけて考えるという段階を踏むことが，診断の見落としを防ぐことにつながるのです。

さらに，しっかりと問題点に基づいてアプローチしていく過程を踏むことで，あなたのパターン認識能力は向上します。なぜなら病因についてより深く理解していくことで，特定のパターンがなぜ病気を示唆する所見なのか理解できるようになるからです。

臨床症状を結びつける

一部の臨床症状については，特定の組み合わせパターンをみつけることで，鑑別診断リストが非常に限られたものになるため，まとめて考えた方がよいことがあります。例えば，多飲多尿かつ多食がみられる場合です。多飲多尿と多食が同時期に起こっているのであれば，特定の疾患が推察されるので，まとめて扱った方がよいでしょう。そうした条件を満たす疾患は非常に少なく（例：糖尿病，甲状腺機能亢進症，副腎皮質機能亢進症），まずはこれらの問題点からアプローチするのがよいでしょう。

時には長ったらしく退屈！

時折，それぞれの問題点について考えることが退屈な作業に思えることがあります。パターン認識で診断がはっきりしているように思える場合です。しかし，大事なのはこの系統立てたプロブレムに基づく診断アプローチを，まずは単純な症例で練習しておかないと，パターン認識で診断がつかない症例に遭遇した時にアプローチできません。もう１つ重要なことは，パターン認識は特別な指導を受けなくてもできる方法だということです。しっかりした診断推論を身につけるには，はっきりと診断ステップを意識して実践することが必要です。

ちょうどよいバランスをみつける

もう１つ覚えておくとよいのは，診断というものは「尤度のバランス」で行われるものであり，「合理的な疑問点を解消する」必要はないということです。鑑別診断に挙げられたそれぞれの疾患の可能性，そしてどれが重要なのか，どれが可能性が低いのかを，ちょうどよいバランスで判断するのはもちろん経験値に左右されますが，疾患の理解と知識も重要です。

付随する利点

系統立てた，包括的な診断アプローチを行う目的は，最速で答えに辿り着くことと，「診断に要する費用」から最大限の成果を出すこと，そして不必要な検査をして飼い主に経済的な損失を与えないということです。そしてこの診断アプローチに沿うことで得られるさらなる利点としては，なぜその検査（血液検査，X 線検査）を勧めるのか，なぜ特定の薬剤を処方するのかの根拠がしっかりしているということです。理由がはっきりしているので飼い主への説明も明確になりますし，そうすればあなたの提案も受け入れられやすくなることでしょう。あなたの診断，あるいは推奨する治療法への理解が深まれば，飼い主のコンプライアンスも高まります。

また，「正常な結果」が出たことへの説明もしやすくなり，漫然と血液検査で何か引っかかるだろうと思って検査してパニックになることもなくなるでしょう（犬の具合が悪そうだし，血液検査をすれば何か異常がみつかるだろう！　→　血液検査結果は全くの正常だった！　どうしよう？　というように)。

結論

問題点に基づいた帰納的診断推論は,

- 単に問題点を羅列してから，それぞれに鑑別診断リストを作成する（プロブレムに基づいた医学に対するよくある誤解）以上の方法である
- 簡単に覚えられる「ルール」があり，日々遭遇する症例の大部分に適応できる
- 系統立てた方法があり，それは3～4つのステップに沿って進めるアプローチである
    - 問題点を明確にし，洗い直す
    - 器官を明確にし，洗い直す
    - （必要な場合には）局在を明確にする
    - 病変を明確にする
- 思考の枠組みができることで，必要な情報を思い出したり引き出すのが簡単になる
- 長い長い鑑別診断リストを覚える必要が減らせる（最初のポイントを参照)。
- 「明白そうに」みえる診断名に囚われなくなる。つまり確証バイアスに陥ることを避けられる
- 適切な病歴聴取を行うきっかけとなり，また見逃しのない臨床検査が実施できるようになる
- 診断方法や治療方法の論理的な根拠があるため，飼い主とのコミュニケーションが円滑になる
- どうしようもない症例が，何とかなる症例に変わる！

時間の無駄？　節約？

問題点に基づいた帰納的診断推論にはじめて取り組むと，あたかも学生時代のトレーニングのように感じられて，忙しい臨床現場で10〜15分間しかない診察時間内では実現不可能であるように感じられます。しかし，あなたが最初の困難さえ乗り越えてしまえば，そしてこの思考方法に慣れて無意識的に実践できるようになれば，最初に思っていたほどには厄介な方法ではなくなります。実際，こうした診断推論スキルを身につけると，究極的には時間の節約になります。すなわち，様々なバックグラウンド・ノイズを素早く取り除いて，動物と飼い主にとって重要なポイントに集中できるからです。

これは新しい言語を習得する過程に似ています。まずは言葉や文法（フレームワーク，枠組み）を覚えないといけませんが，基礎的なことさえ覚えてしまえば，あとは毎日その言葉を使っていくことで自然と進歩していきます。ですが基本的な枠組みの習得と日々の練習がなければ，いつまで経っても話せるようにはなりません。

この診断推論のコースに参加した獣医師からのコメントを紹介します。

「系統立てたアプローチが取れるようになり，忙しい臨床現場で大いに時間の節約になりました」

「診断推論のおかげで，忙しい臨床現場でも効率的に考察できるようになりました。他のあらゆるスキルと同様で，診断推論のための知識構築や原則を身につけるには時間がかかりますが，一度身についてしまえば将来にわたって強固な基礎となりますし，なによりどれだけ新しい病気がみつかったとしても時代遅れになりません」

CHAPTER 2

嘔吐と吐出

嘔吐は小動物臨床の現場で非常にありふれた臨床症状です。嘔吐の主な生理的機能は，動物を誤飲した毒素から守ることです。特に犬は傷んだ食物でも食べる性質があり，よく発達した嘔吐反射が備わっています。嘔吐の原因と結果は，臨床的に取るに足らないものから生命に関わるものまで様々です。

反対に，吐出は非常にまれな症状です。そして必ずといってよいほど，本当に吐出のある動物には深刻な疾患があります。そのため獣医師は初診の段階でしっかりと，迅速に症例の評価をしておくことが肝心で，合理的に適切な診断と治療方針を立てる必要があるのです。

生理学

嘔吐を主訴に来院した動物に対して合理的なアプローチをするためには，嘔吐と吐出の病態生理について理解しておく必要があります。

嘔吐は胃の内容物を強制的に，食道・口，時には鼻からも吐き出させる行為です。神経学的に複雑なプロセスであり，多数の構造物（腹腔内・咽頭・胸腔内臓器）が同調して起こります。嘔吐という行為は延髄が同調させて起こしており，嘔吐中枢の作用なくしては起こりません。一方，吐出は受動的なプロセスであり，食事と液体が食道・咽頭・口腔を逆行して移動するもので，咽頭反射を除いては神経反射すら伴わずに起こります。

嘔吐反射に関わる主要な神経系には以下のようなものがあります。

- 内臓受容器
- 迷走神経および交感神経求心性ニューロン

- 化学受容器引き金帯（CRTZ）
- 延髄の網様体にある嘔吐中枢

嘔吐の際に起こる活動のステージについて理解していくことが重要です。なぜなら嘔吐の発現に関わっているだけでなく，獣医師が嘔吐と吐出の鑑別を行う上で役に立つからです。

嘔吐の最初のステージは悪心（吐き気）です。このステージでは胃の緊張は減少し，十二指腸および近位空腸の緊張が増します。すると十二指腸内容物は胃内に逆流します。動物はしばしば沈うつ，流涎を呈し，その結果として何度も飲み込む動作と唇を舐める動作を繰り返します。

悪心に続いて起こるのはむかつき（吐こうとする動作，嘔吐しようとするものの何も出てこないことを指し，“空嘔吐”とも呼ばれます）です。動物が嘔吐する際には，喉頭蓋は閉じて，軟口蓋は鼻咽頭に押し上げられます。腹部の筋肉群と横隔膜が収縮します。腹部の筋肉群の収縮は通常，みている飼い主にも分かります。そして噴門が開口し，幽門部は収縮して，嘔吐が起こります。逆蠕動，不整脈，結腸蠕動運動の亢進が，嘔吐のプロセスの間に起こっています。喉頭蓋の閉鎖と，軟口蓋が鼻咽頭に押し上げられることで，胃内容物を誤嚥しないようになっています。

一方，吐出は神経学的な協調運動がない受動的な動作であるために，こうした動きは起こりません。結果として吐出の症例では誤嚥性肺炎が一般的にみられ，このことが嘔吐とは対照的です（動物が昏迷状態であれば別ですが）。

嘔吐の開始と経過

嘔吐は原則的に，体液もしくは神経経路から誘発されます。体液からの嘔吐は，延髄の化学受容器引き金帯が血液中の物質により刺激されて起こります。神経経路は嘔吐中枢の活性化により起こります。

嘔吐中枢

嘔吐できるすべての動物種には脳幹に「嘔吐中枢」があります。嘔吐中枢とは複数の神経核の集合体で，胃内容物を吐き出すための体の協調運動を司っています。馬，げっ歯類，うさぎといった嘔吐しない動物種であっても，脳幹にある神経核と嘔吐に必要な運動神経系は備わっているのですが，それらの神経核と内臓を結んでいる複雑なシナプス経路を欠いているため，嘔吐反射に必要な協調運動をとることはできません。

延髄の網様体には，はっきりと区分できる嘔吐中枢があるわけではなさそうです。むしろ「嘔吐複合体」とでも呼ぶべき，ゆるやかに組織されたニューロンが延髄内に広がっています。それらのニューロンは嘔吐の際に順次活性化されて機能を果たしています。本書では嘔吐複合体のことを嘔吐中枢と呼ぶことにします。概念的なものですが，そうすると嘔吐に関与している生理学的および病態生理学的な理解が深まるでしょう。

嘔吐中枢は迷走神経，自律神経，化学受容器引き金帯，前庭器官，そして大脳皮質から入力を受けています。さらには血液脳関門（BBB）を超えてきた血液中の毒素によっても直接，刺激を受けます。

中枢刺激

嘔吐中枢への中枢からの刺激は，中枢神経系（CNS）のより高次の中枢から起こります。嘔吐を引き起こす刺激には，神経過敏，不快な臭い，疼痛，そして心因的な要素が含まれます。オピオイドとベンゾジアゼピン受容体が中枢由来の嘔吐に関与していますが，正確な薬理学的な機序はよく分かっていません。中枢由来の嘔吐は，脳脊髄液圧の上昇，脳炎，中枢神経の腫瘍といった直接的な刺激によっても引き起こされます。

前庭器官

乗り物酔いや中耳／内耳感染による内耳障害からも，神経を介して嘔吐中枢へ入力が起こります。この経路には犬では化学受容器引き金帯が含まれますが，猫では含まれません。

化学受容器引き金帯（CRTZ）

化学受容器引き金帯は第四脳室最後野に位置しています。化学受容器引き金帯には血液脳関門がなく，そのため普通なら脳へ到達しない毒素や化学物質が侵入できます。化学受容器引き金帯は内因性の毒素（急性感染症，尿毒症や糖尿病性ケトアシドーシスなど代謝障害）や，薬物，外因性の毒素によって刺激を受けます。

末梢受容体

末梢受容体は主に消化管，特に十二指腸に位置していますが，胆管や腹膜，泌尿器にも分布しています。これらの受容体は拡張や刺激物，炎症，浸透圧変化によって刺激されます。下部消化管の受容体数は少なく，そのため炎症性腸疾患（IBD）の動物はたまにしか嘔吐しません（監訳者注：胃や十二指腸のIBDでは，嘔吐の程度は様々である)。

嘔吐を主訴とする動物の評価

問題点を明確にする

嘔吐と吐出を鑑別することが非常に大切です。そして嘔吐と，咳の後にさらに咳込んだり悪心を催しているものとを鑑別することも大切です。それら（嘔吐ではない症状）を飼い主はしばしば嘔吐と勘違いします。嘔吐と吐出，悪心を区別できる飼い主はそう多くありません。そこで区別がつけられるように問診を取ることが重要です（そしておそらく説明のために吐く動作を真似してみたり，腹部の動きを伝える必要があるでしょう)。そうして必要な情報を聞き出しましょう。例えば，吐くような動作にどれだけの努力を伴っていたのか，吐物の性状は，などなどです。それでもよく分からなければ，獣医師は動物をよく観察して，嘔吐と吐出を鑑別できる検査に進むべきでしょう。

嘔吐と吐出を鑑別するのがなぜ重要なのか？

嘔吐と吐出の鑑別が重要なのは，鑑別診断リストおよび適切な診断ツール，そして対処法が，動物の症状の正体が嘔吐・吐出・悪心・発咳（呼吸器または循環器疾患により生じるもの）による場合でそれぞれ全く違ってくるからです。

嘔吐している動物（一次的な消化器疾患あるいは二次的な消化器疾患）の場合は，

対症療法を行うか，症例によってはいろいろなツールを用いて検査をしていきます。検査には臨床病理や画像診断，内視鏡，試験開腹などがあります。

もし吐出が主な臨床症状であれば，普通は食道の疾患（ごくまれに咽頭）であり，一般的に予後がよくありません。例えば，異物，狭窄，巨大食道症などです。そうした動物は，病変を突き止めるための検査を行わずして対症療法で済ませるべきではないでしょう。さらに，吐出の検査は基本的に食道を視認することで（内視鏡およびその他の画像検査機器によって）行い，臨床病理学的な手法では原因（巨大食道症，異物，その他）の同定にはほとんど役に立たないでしょう。ですが，いったん巨大食道症と診断がついたのなら，さらにその原因を探る役には立つでしょう。

同じように，悪心を呈している動物で最も考えられる病変は咽頭部あるいは上部食道にあり，病変部を目視するのが適切な診断方法となるでしょう。明らかに発咳を呈している動物は呼吸器あるいは循環器に疾患を抱えており，全く異なる診断アプローチが必要です。

問題点を明確にできずにいると，動物を危険に晒すだけでなく時間とお金の浪費になり，獣医師と飼い主の信頼関係を損ねることにつながります。

嘔吐，吐出，悪心，発咳を鑑別するヒント

嘔吐している動物と吐出している動物では挙動が全く異なります。前述したように，嘔吐は神経的に協調した活動であり，明確なステージと身体的な徴候を伴います。嘔吐している動物は吐物を出す前に腹部の努力性運動がみられますし，さらに嘔吐に先行して流涎がみられます。流涎の徴候は，唇を舐めることと繰り返し嚥下する（これも悪心のサインです）ことです。嘔吐は吹き出すように吐物が出ます。一方，吐出は受動的なプロセスであり，協調運動が起こりません。また吐出の特徴として，食事の変更や運動によって誘発されやすく，また頭と頚を伸ばして下げることでも重力で吐出が起こります。吐出のある動物は咽頭部に吐物が蓄積してしまうので，しばしば悪心を呈します。

吐物の性質からもヒントが得られます。嘔吐でも吐出でも未消化の食物が出ますが，もし食物が部分的にせよ消化されていたり，胆汁が含まれているのならば，その

動物は吐出しているのではなくて嘔吐しています。必ずではありませんが，時として吐物の pH も役立ちます。吐物が酸性であれば嘔吐が強く疑えます。しかし中性の場合は嘔吐でも吐出でもみられます。

前述したように喉頭蓋が吐出の際には閉じていないために，吐出している動物は胃内容物を誤嚥してしまうリスクが高くなります。そのため，飼い主が，動物が「吐き」始めたのと同じ時期から咳も出始めたという場合には，誤嚥が起こっている可能性があります。誤嚥があるならば，嘔吐よりは吐出の可能性が高まるでしょう。

しかし気をつけなければいけない点があります。重度の嘔吐があって，酸性の胃内容物を吐いていた動物ならば，二次的な食道炎を起こしていることがあり，症状は嘔吐とも吐出ともとれるものになります。通常，嘔吐が最初の症状です。腐食性あるいは刺激性の物質を摂取してしまった動物が食道炎と胃炎を起こしている場合も，嘔吐と吐出両方の症状を呈します。

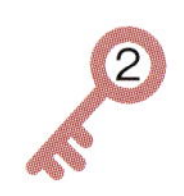

2 器官を明確にし，洗い直す

一次性 vs 二次性胃腸疾患

図 2.1 に嘔吐の生理学を示します。図 2.1 のように，嘔吐は一次性消化器疾患であっても二次性消化器疾患であっても，あるいは消化器疾患以外の疾患によっても引

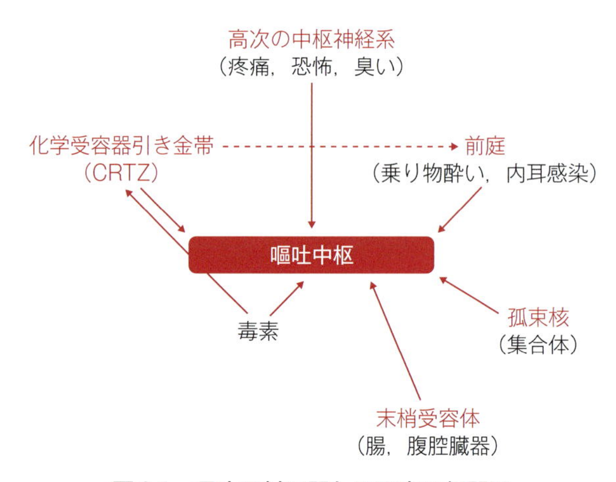

図 2.1　嘔吐反射に関わる要素の相関図

表 2.1 吐出を引き起こす食道疾患

巨大食道症	● 先天性	
	● 後天性：一次性消化器疾患	● 特発性
	● 後天性：二次性消化器疾患	● 多発性筋炎 ● 重症筋無力症 ● 多発性神経炎 ● 甲状腺機能低下症 ● 副腎皮質機能低下症 ● 腫瘍性ニューロミオパチー ● 鉛中毒 ● ダニ麻痺（ニューサウスウェールズダニ）
外部からの圧迫	● 右大動脈弓遺残症 ● 縦隔型リンパ腫 ● 胸腺腫	
閉塞（物理的あるいは機能的）	● 異物 ● 食道炎 ● 狭窄	
壁内病変	● 腫瘍 ● 膿瘍 ● 肉芽腫	

き起こされます。

反対に，吐出はほぼ全例が一次性の食道疾患から起こります（表 2.1）。

一次性消化器疾患とは，以下のような一次的な消化器異常があるものを指します。例えば，食事が合わない，炎症，感染，寄生虫，閉塞，腫瘍などによる消化器異常のことです。消化器異常の結果として代謝障害が出ることがありますが，一次的な病変は消化器にあるものを指します。

二次性消化器疾患とは，嘔吐あるいは吐出の原因が消化器以外の部位にあるものを指します。その場合，消化管は単なる「メッセンジャー」に過ぎません。消化管以外の体の異常は，間接的に嘔吐を起こします。毒素が化学受容器引き金帯や嘔吐中枢，前庭器官を刺激する，あるいは末梢の消化管以外の嘔吐受容器が刺激されるなどです。例えば，腎不全，肝疾患，ケトアシドーシス，膵炎，高カルシウム血症，副腎皮質機能低下症，その他の代謝性疾患が原因となります。大部分の症例においては，消化管を調べても病変はみつかりませんし，もしみつかったとしても（肝疾患，腎疾患，副腎皮質機能低下症からくる）二次的な潰瘍だったりして，代謝障害の結果として起こった病変に過ぎません。そうした症例の場合，消化器症状に対しては対症療法（例えば潰瘍への薬物療法）を実施しますし，内視鏡のような消化管画像診断を行っても利益はないでしょう。

消化器疾患が一次性か二次性かを鑑別するのがなぜ重要なのか？

嘔吐あるいは吐出の起きている動物では，その消化器疾患が一次性なのか二次性なのかを鑑別することが重要です。なぜなら誤った器官を調べてしまうと時間とお金の無駄になるからです。CHAPTER 1でふれたように，一次性（構造的）疾患に対する鑑別診断リストと診断ツール，そこから考えられる治療オプションは，二次性（機能的）疾患のものとは全く異なるからです。

一次性消化器疾患の検査は，何らかの画像診断（X線，超音波，内視鏡），試験開腹や生検です。ルーチンで実施している血液学的検査（CBC），血液生化学検査では消化器疾患の診断に役立つ情報はほとんど得られません（動物の状態を把握するのには役立ちますが）。反対に二次性消化器疾患では，CBC，血液生化学検査，その他の検査が診断をつける上で非常に重要です。

また，一次性消化器疾患で嘔吐している場合（例えば，腐った食物や刺激物を摂取して起きた胃腸炎）であれば，対症療法だけで安全に治療できます。なぜなら原因が一過性のもので，特別な治療をしなくても数日のうちに軽快するからです。対症療法とはすなわち，絶食，制吐剤の使用，食事の変更などです。

しかし二次性消化器疾患による嘔吐（肝疾患，腎不全，副腎皮質機能低下症，高カルシウム血症など）の場合には，原因が一過性で，対症療法に反応して，特異的な治療を必要としない，というケースはほとんどありません。

二次性消化器疾患による吐出として珍しいものに巨大食道症が挙げられます（表2.1）。そこで診断はまず内視鏡や画像診断による巨大食道症の確定と，続いて代謝的な病因を探していくことになります。前述したように，原因を追求しないで吐出に対症療法を実施するのは，賢明な判断ではありません。

そのため，獣医師が診察室で嘔吐／吐出を主訴とする症例に対して診断推論をする際には，その消化器疾患が一次性か二次性かを判別することが合理的な対処を行うために必要であり，飼い主とのコミュニケーションにも必要となります。

嘔吐の原因が一次性消化器疾患か二次性消化器疾患かを判別するヒントは？

以下のような場合には一次性消化器疾患が強く疑われます。

- 腸の触診で異常が触れる（例えば異物や重積など）
- 嘔吐に随伴して重度の下痢がみられる
- 消化器症状を除いては，動物が臨床的にも病歴的にもすべて正常である
- 全身的な体調不良（沈うつや食欲不振）よりも，明らかに嘔吐が先行している
- 嘔吐が常に食事時間と関係している（しかしこれは膵炎でも起こりうる症状）

しかし，このような特徴が何もないからというだけで，一次性消化器疾患を除外することはできません。例えば炎症を伴わない胃障害であれば，嘔吐は遅延して（最大24時間）起こります。異物摂取あるいは腸内分泌障害のある動物では，絶食していても嘔吐が起こります。下部消化管疾患では食後様々な時間に嘔吐が起こるのが普通です。一次性消化器疾患の動物は，病変（腸から視床下部の満腹中枢へと神経入力があります）により沈うつや食欲不振を呈しますし，嘔吐が持続すると脱水や電解質異常を起こすので，二次的に沈うつや食欲不振を起こします。通常そうした体調不良は嘔吐と同時に，あるいは嘔吐の後で起こります。

そのため，前述したリストの症状がみられた場合には一次性消化器疾患を強く疑うヒントにはなりますが，症状がなかったからといって除外診断はできないのです。

二次性消化器疾患の動物は，嘔吐中枢や化学受容器引き金帯への毒素による刺激，あるいは消化管外の末梢受容体への刺激から嘔吐しています。嘔吐と食事とは一般的に関係がありませんが，例外は犬の膵炎です。

二次性消化器疾患の動物は以下のような症状を呈します。

- しばしば，病歴聴取や身体検査で他の器官の異常（例えば，黄疸，多飲多尿）がみつかる

- 嘔吐は通常，間欠的に起こる。食事とは関連性がなく，他の体調不良がみられた後に嘔吐する
- 一般的に，消化管外疾患で嘔吐している動物は代謝的な体調不良があり，元気・活発性がない
- 動物が嘔吐する前に明らかに代謝的な不調（沈うつや食欲不振）を起こしている期間があるならば，二次性消化器疾患が最も疑わしい

二次的な吐出の要因には吐出以外の全身症状がしばしばみられ，例えば全身性の虚弱や代謝的な不調がみられます。臨床症状が吐出だけというのは，局所的な重症筋無力症による巨大食道症でしかみられません（監訳者注：特発性の巨大食道症も吐出のみが認められることが多い）。

「ルール」の例外

これら二次性消化器疾患の原則から外れるのは，犬の膵炎です。犬の膵炎は一次性消化器疾患のような症状を呈します。まずは急性の嘔吐から始まり，それ以外には犬の状態が悪くありません。嘔吐はしばしば食事の直後に起こり，嘔吐に先行して食欲低下や沈うつがみられることはありません。しかし猫の膵炎は通常，二次性消化器疾患のような症状を呈します。甲状腺機能亢進症の猫もまた，長期間にわたって間欠的に嘔吐しますし，それ以外には状態はよさそうにみえます（もちろん，甲状腺機能亢進症を示唆する他の臨床症状はみられます）。

3 局在を明確にする

一次性消化器疾患の存在を突き止められたなら，嘔吐と食事の時間的な関係性と吐物の性質から，病変がどの部位にあるのか（上部消化管か，下部消化管か）を推測します。

病変部の特定には造影Ｘ線検査のような診断ツールが有用です。病変の局在を推察することは重要です。そうすれば次に何の検査を行うのが適切なのかはっきりするからです。例えば胃と，届けば十二指腸の検査には内視鏡が適切ですが，それより下部の小腸に病変が疑われるのであれば，内視鏡はほとんど役に立たないでしょう。

二次性消化器疾患の病変局在を明確にするためには，一般的に罹患臓器に対するルーチンの臨床病理，ならびに機能性・活動性の検査，そして画像診断を行います。例えば，肝臓，腎臓，膵臓，副腎などについてです。

吐出している動物では病変部は常に食道です（原因が一次性だろうと，二次性だろうと）。そのため吐出の症例はまず局在部が先に考えられて，次にその異常が一次性か二次性かを考えていきます。

病変を明確にする

嘔吐を起こす一次性消化器疾患

病変部が消化管内に局在していることが分かったら，病変の特定に移ります。生検が適切かもしれませんし，病変によっては視認できます（例：異物）。

消化管でも，その他の部位と同じように，腫瘍も炎症も見た目が同じようにみえます。そのため生検は必ず実施すべきです。たとえ消化管が全体的に正常にみえたとしても，生検は実施すべきでしょう。

胃の疾患

- 胃炎
  - 不適切な食事
  - 薬剤誘発性
  - 免疫介在性
  - 好酸球性
  - ヘリコバクター・ピロリなどの感染
- 胃内異物
- 胃潰瘍
  - 胃潰瘍は一次性消化器疾患（例えば，異物に起因する胃潰瘍，炎症性疾患，腫瘍）によって起こるほか，二次性消化器疾患（肥満細胞腫，肝疾患，尿毒症，膵臓腫瘍；ガストリノーマ，NSAIDsのような薬剤）からも引き起こされる
- 幽門部の異常

○ 幽門痙攣

○ 幽門閉塞

○ 先天的な幽門狭窄

○ 慢性肥大性胃疾患

● 胃運動の異常

腸疾患

嘔吐が主な症状となる腸疾患には以下のようなものがあります。

- 腸炎（例：パルボウイルス，コロナウイルス，不適切な食事）
- 腸閉塞（異物，重積）
- 特に猫の炎症性腸疾患（IBD）（犬では主に下痢が起こる）

閉塞部が幽門に近いほど，嘔吐は頻回で，重度になります。

嘔吐の原因となる二次性消化器疾患

嘔吐の原因となる二次性消化器疾患はたくさんあります。しかしそれらのほとんどは，比較的わずかな検査で絞り込みが可能です（少なくとも犬では）。猫では特に膵炎と肝疾患の診断がやっかいです。表 2.2 は主要な二次性消化器疾患とそれらの診断に有用な検査のリストです。嘔吐・吐出の原因となる一次性／二次性消化器疾患の詳細については，成書を参照してください。

嘔吐を主訴とする動物に対する診断アプローチ

病歴聴取と身体検査をしっかりと行って，その動物が嘔吐しているのか，あるいは吐出しているのか，そして一次性消化器疾患なのか，二次性消化器疾患なのかを評価することが重要です。病歴聴取と身体検査だけでは，必ずしもその消化器疾患が一次性なのか二次性なのかを判別できないこともありますが，それでも自問自答することが重要です。この動物は嘔吐しているのか？　吐出しているのか？　そしてこの消化器疾患は一次性なのか？　二次性なのか？　判別不能なのか？　そうすると病歴聴取

表 2.2　犬と猫で嘔吐の原因となる二次性消化器疾患

疾患	有用な臨床病理検査
膵炎	膵特異的リパーゼ免疫活性（PLI），アミラーゼ（猫では×），リパーゼ（猫では×），白血球数，ALP
肝疾患	ALT，ALP，GGT，胆汁酸，ビリルビン
腎疾患	尿素，クレアチニン，リン，尿比重
副腎皮質機能低下症	ナトリウム，カリウム，尿素，コルチゾール
糖尿病性ケトアシドーシス	血糖，尿糖，ケトン
感染からくる毒血症	白血球数
高カルシウム血症	血清カルシウム（総カルシウムとイオン化カルシウム）
低カリウム血症／高カリウム血症	血清カリウム
中枢神経疾患	脳脊髄液（CSF）分析（可能であれば）
フィラリア症（猫）	フィラリア抗原検査（しばしば陰性），好酸球数
鉛中毒	血中鉛濃度，尿中 δ-アミノレブリン酸（ALA）
甲状腺機能亢進症（猫）	サイロキシン（T4）（嘔吐は間欠的，そして重度ではない）

も，身体検査も狙いが明確になりますし，目的がはっきりしていれば，そうした疑問のヒントとなる証拠がみつけやすくなるでしょう。

嘔吐の症例の一部では，一次性消化器疾患であることが明らかなものがあります（例：その犬は元気があるが，数日間にわたっていつも食後 30 分で嘔吐している。その他には全身症状がない）。あるいは二次性消化器疾患が明らかな場合もあります（例：猫が 1 週間にわたって間欠的に嘔吐しており，それ以前から 4 週間にわたって食欲不振と多尿がみられている）。しかし，病歴聴取と身体検査からは区別がつけられないことはよくあり，診断の第一歩は「どの器官が？　どうやって？」という疑問を解消することから始まるでしょう。その疑問に常に答えがみつかるとも限りませんが，まずは疑問を持つことが大切です。

病歴と身体検査から二次性消化器疾患が疑われるのであれば，血液生化学検査，CBC，尿検査などの適した診断ツールを用いることになります。嘔吐している動物のうち，精密検査が必要になるのは一部に過ぎませんが，それでも病変が一次性なのか二次性なのかを考えることが大切です。なぜなら実施する対症療法も違ってくるからです。

前述したように，一次性消化器疾患の原因の大部分は，例えば不適当な食事摂取による胃炎のようなものであり，対症療法だけで十分です（抗菌薬を使う必要はほとんどありません）。しかし大部分の二次性消化器疾患は対症療法だけでは不十分で，治療と予後を改善するためにはさらなる検査が必要となるでしょう。

臨床病理が役立つのはどんな場合か？

一般に臨床病理が最も役立つのは，嘔吐を引き起こす二次性消化器疾患を調べる場合です。反対に，大部分の一次性消化器疾患では，臨床病理学的検査は嘔吐が全身に及ぼす影響については情報を与えてくれますが，消化器症状の原因については教えてくれません。

もし仮に一次性消化器疾患が強く疑われたとして，動物の水和状態と電解質／酸塩基平衡状態を評価するのには役立つでしょう。なぜなら重度の持続性嘔吐は，生化学的な不均衡（アルカローシス／アシドーシス，腎前性高窒素血症，低カリウム血症，低ナトリウム血症，低クロール血症）を引き起こすからです。しかし消化管を目視するための検査（単純／造影 X 線，内視鏡）の方が，一次性消化器疾患の診断にはさらに有用です。超音波検査や試験開腹は，一次性消化器疾患，二次性消化器疾患のどちらでも診断的価値があります。

病歴聴取と身体検査から，消化器疾患が一次性なのか二次性なのかを区別できなかったら，まずは二次性消化器疾患について検索する方が費用が安価で侵襲性も低く，結果が出るのも速いでしょう。それらが正常であったなら，一次性消化器疾患を検索していきます。もし腸閉塞のリスクが少しでもあるのなら，できるだけ早期に単純 X 線を撮影しておきます。もし発咳もみられるのであれば，吐出を引き起こす深刻な疾患が潜んでいる可能性が高いので，より踏み込んだ検査が必要となります。

対症療法よりも精密検査を優先すべき場合は？

一般診療の現場では，嘔吐している動物の全頭を検査することはありません。対症療法が適切なのは，獣医師が吐出ではなく嘔吐していると判断でき，そして一過性の原因（不適切な食事，食物不耐）によって一次性消化器障害を起こしているのだと推察される場合です。臨床病理学的な精密検査（原因の診断と，嘔吐による全身への影響の両方），画像診断を行うべきは以下のような場合です。

- 吐出している
- 対症療法に反応しない
- 嘔吐が持続性で重度である
- その他の全身症状がある（例えば，多飲多尿や黄疸など）
- 嘔吐よりも明らかに先行して，食欲不振や沈うつといった症状があった
- ぐったりしている
- 消化管に異常が触知できる

結論

一次診療施設の獣医師は嘔吐を主訴とする症例を頻繁にみます。系統立てたアプローチは，鍵となる疑問点に答えていくことで行えます。すなわち，問題点／器官／局在／病変の種類を明確にしていくことが獣医師に強固な思考の枠組みを提供しますし，そうすると徴候の見落としがなくなります。鍵となる疑問点に答えていくことで，診断・治療方針の決定の裏付けとなります。思考スキルはいったん身についてしまえば，診察室で迅速に推論が行えますし，臨床上必要な意思決定に確固たる土台があるため，飼い主とのコミュニケーションにも役立つでしょう。

CHAPTER 3

下痢

下痢は小動物臨床獣医師が頻繁に遭遇する症状です。嘔吐と同様に，臨床症状は大したことのないものから，命に関わるものまで様々ですが，重篤な下痢は軽度な下痢よりも少ないです。多くの急性下痢症例はほとんど検査を必要としませんし，対症療法をしてもしなくても軽快します。しかし慢性の下痢は診断が難しく，飼い主と獣医師の双方にとってストレスのたまるものです。動物は時には数カ月～数年にもわたり下痢を呈することがあります。しばしば動物の状態は特に悪くなく，下痢は慢性ながら間欠的に起こっており，様々な治療に対して部分的には反応するものの完治はしません。

慢性下痢の検査には様々なものがあり，安価な検査や高価な検査，非侵襲的な検査や侵襲的な検査があります。残念ながら両極端で，中間がありません。多くの臨床上の問題点と異なるのは，慢性下痢の診断に到達するためには診断的治療が重要だということです。しかし治療トライアルは論理的に進めるべきであり，結果は批判的に解釈すべきです。様々な病因に対して，どれかが効いてくれることを願って，複数の治療を組み合わせたくなる気持ちは理解できます。しかし，もし組み合わせ治療がうまくいったとして，治療を中断したら下痢が再発してしまった場合に（これがしばしば起こるのです），獣医師は原因がさっぱり分かっていませんし，長期的にどう管理していったらよいかも全く分かりません。治療に関わる誰もが忍耐強くなければなりませんし，獣医師と飼い主との良好なコミュニケーションが重要です。

そのためには，獣医師は明白な診断アプローチを持っていて，下痢とその要因について臨床病理学的な理解がないといけません。犬と猫の慢性下痢に対する合理的な診断・治療アプローチを行うためには，腸の機能の基礎的な知識があること，および下痢のタイプを区別できることが大切です。

下痢の分類

急性下痢の症例の大部分には対症療法を行うのが妥当です。しかし慢性下痢は非特異的な対症療法では反応に乏しく，ルーチンの検査以上の診断手法が必要になります。

精密検査，鑑別診断および治療は，小腸性下痢と大腸性下痢で異なりますが，一部共通した原因もあります。ゆえに，最も大事なことは，侵襲的な検査を実施したり，広範な治療を行うより先に，下痢がどのようなものかを判断することです。

- 急性か？　慢性か？
- 比較的軽度なものか？　あるいは比較的重度で二次的な全身症状を伴っているか？
- 小腸性か？　大腸性か？　その両方（混在性）か？
- 一次性消化器疾患によるものか？　二次性消化器疾患によるものか？

飼い主から下痢について十分な情報が得られないと（例えば，小腸性下痢，大腸性下痢，混合性下痢が区別できないでいると），不適当な診断手順を踏むことになり，飼い主に費用負担をかけるだけでなく，獣医師・飼い主・動物それぞれがストレスを抱えることになります。

問題点を明確にする

下痢とは正常ではない排便を指し，柔らかくて形の崩れた糞便であったり，便の水分含有量が増えていたり，あるいは排便回数が増えたりします。その動物の以前の排便パターンを知っておくことは重要です。排便回数，便の性状には個体差があるからです。

動物が下痢をしているのか，飼い主が判然としないケースも少ないながらあります。時々，肛門や膣からの分泌物を下痢と間違えていたり，あるいは床に落ちていた吐物を下痢と間違えていることがあります。便秘の動物は少量の水っぽい便を排泄することがあり，飼い主はそれをみて下痢だと思います。反対に，大腸性下痢があるせいで頻回にしぶりを起こしている動物をみて，飼い主が便秘だと勘違いすることもあります。そのため獣医師がそうした問題をも理解しておいて，診察ではまず問題点を明確にすることが重要です。

局在を明確にする

下痢の症例でも CHAPTER 1 で述べたアプローチ法を使うのですが，考えていく順序が少しだけ異なります。先に局在を突き止めて，それから器官を突き止めていきます。なぜならほぼ全症例において，大腸性下痢は一次性消化器疾患の結果であり，一方で小腸性下痢は一次性・二次性両方の消化器疾患により引き起こされるからです。そのため，まず局在を考えてから，器官を考えていきます。

しっかりした病歴聴取が，小腸性下痢と大腸性下痢とを鑑別するために重要です。糞便の性状について注意深く飼い主に質問していきます。そして便の硬さ，色，排泄頻度，血液や粘液の付着があるかを聞き出します。関連した異常点も考慮しましょう。例えば，有意な体重減少があるか，食欲低下があるか，嘔吐しているか，などです。表 3.1 に小腸性下痢と大腸性下痢の特徴をまとめます。

大腸性下痢は，小腸性下痢と比べると数は少ないものの，より特徴的な所見があります。鮮血が付着しているか，粘液が付着しているか，そして少量の便が頻回に出ているかなどは最も分かりやすい所見です。もしそうした特徴が全くない下痢であれば，小腸性下痢をしていることになります。また，下痢によっては小腸性と大腸性の双方の特徴を呈していることもあります。そうした場合には，原発は小腸で，大腸の異常は二次的なものであるか，あるいはびまん性の疾患が小腸と大腸の両方を侵しているかのどちらかです。

器官を明確にする

下痢は小腸に原発する疾患であることもあれば，大腸が原発であることも，あるいはその他の全身性疾患から起こる二次性の場合であることもあります。二次性の場合は，肝疾患，膵臓不全，膵炎，甲状腺機能亢進症や副腎皮質機能低下症などがあります。前述したように，大腸性下痢はほとんどの場合，一次性消化器疾患であり，一方で小腸性下痢は一次性であることも，二次性であることもどちらもありえます。重度の全身中毒症状あるいは尿毒症によっても大腸性下痢が起こることがありますが，そうした動物が呈している症状の中では下痢は非常に些細な臨床症状でしょう。そのため，大腸性下痢が主徴である症例の鑑別診断リストには，全身中毒や尿毒症を実際に

表 3.1　小腸性下痢と大腸性下痢の特徴

	小腸性下痢	大腸性下痢
硬さ，量，排便パターン	● 糞便量，水分含有量が増す。下痢は勢いよく出て，通常しぶりを伴わない	● 少量の糞便が頻回排泄される。しばしばしぶりを伴う（特に下部結腸や直腸が関与している場合）
血液	● 出血があれば，普通は消化されているか（メレナ），または急性下痢であれば赤茶色を呈する	● 出血があれば，未消化である（血便）
外観	● 多量の未消化脂肪が含まれる場合，あるいは乳糖不耐性による下痢の場合には灰色を呈する。胆汁酸塩の再吸収不全があれば，黄緑色になることが多い	● しばしば，便表面（病変部が下部結腸あるいは直腸にある場合），もしくは便全体（病変部は上部結腸）に粘液が付着している
体重減少	● 慢性小腸性下痢では，しばしば（必発ではないが）体重減少を伴う	● 通常，体重減少は起こらない
嘔吐	● 嘔吐を伴うこともある（必発ではない）。食事時間との関連性は，病変部により異なる	● 嘔吐がみられることもあるが，頻度は少なく，また食事時間との関係もない

腹鳴と鼓腸	●小腸性下痢では一般的にガスを伴う（吸収不良を起こした炭水化物が腸内細菌による発酵を受け，二酸化炭素と硫化水素を産生するため）	
食欲	●基礎病因により食欲は様々である	●通常，食欲に変化はない
水和状態	●重度の下痢の場合，脱水を呈することがある。下痢便が水様性の場合，水分摂取量が増加している	●大腸性下痢だけでは通常，水和状態に影響はない
身体検査	●身体検査でガス産生や腸の肥厚が分かることもあるが，ほとんどは所見に乏しい。必ず直腸検査を実施し，飼い主も気づいていないメレナや大腸病変所見（粘液や鮮血）がないかを調べる	●身体検査では所見に乏しいが，直腸検査を実施して，狭窄，腫瘤，粘膜肥厚がないか調べることは重要である

は含めなくてよいでしょう。

一次性消化器疾患からの下痢は，二次性消化器疾患からの下痢よりも一般的です。二次性消化器疾患に罹患した動物は，膵臓不全を除いては，下痢は通常，主訴ではありません。

病変を明確にする

表 3.2〜3.4 に急性および慢性の小腸性／大腸性下痢の原因をまとめます。

下痢の症例への診断アプローチ

小腸性下痢

急性 vs 慢性

下痢がどれだけ続いているのかをはっきりさせることが重要です。急性下痢は，生命に関わるような激症のものでなければ，通常は精密検査は不要であり，非特異的な治療に反応します。急性激症下痢（例：ウイルス性および出血性胃腸炎；HGE）では精査よりもむしろ積極的な支持療法が必要であり，可能な限り入院下での治療を行うべきです。反対に，数週〜数カ月間にわたる慢性的な下痢では，精査が必要でしょう。

検査をすべき時とは？

下痢が対症療法で軽快しない場合，あるいは慢性的な下痢，重度の下痢，重度の体重減少を伴う場合，および（または）低蛋白血症を伴う場合，脱水や全身性の障害が出ている場合には，より精細な検査が必要です。慢性疾患として精査が必要な下痢はごく一部です。間欠的であっても数カ月以上にわたって下痢を繰り返しているケースでは，明らかな理由（例えば定期的にゴミ箱を漁っている）がない限りは精査すべきでしょう。

一般の臨床現場で下痢の動物に対応する際の実用的なアプローチ法の概要は以下の通りです。

表 3.2 犬と猫の急性小腸性下痢の原因

原因	例	コメント
食事関連性	● 過食（特に子犬） ● 食事の変更 ● 傷んだフード ● 誤食	アレルギー／過敏症を起こす食事への変更も含む
寄生虫／原虫	● 消化管内寄生虫 ○ 最もよくみられるのは回虫類（トキソカラ，トキソカリス）で，鉤虫類（Ancylostoma や Uncinaria 属）もしばしばみられる ● 原虫 ○ ジアルジア ○ コクシジウム（例：シストイソスポーラ，以前はイソスポーラと呼ばれていた） ○ クリプトスポリジウム	新鮮糞便を直接鏡検して，ジアルジアのトロフォゾイトを探すのも有用だが，下痢ではない犬の糞便からもジアルジアがみつかることがある。ジアルジアの直接鏡検は感度が高い検査とはいえないため，特に 1 回しか糞便検査をしていない場合，偽陰性であることがある。一方，硫酸亜鉛を使った浮遊法検査は感度の高い検査であり，3 回の検便を行えば 95%の感度がある。陰性の結果は必ずしもジアルジアを除外できず，一部の獣医師はメトロニダゾールあるいはフェンベンダゾールをまず処方して，それでも下痢が持続する場合にさらなる検査を行っている。ELISA 検査では糞便中のジアルジア抗原を検出できる。ELISA 検査の感度は約 90%と報告されており，おそらく 1 回のみの硫酸亜鉛浮遊検査よりも感度は高いと思われる

（次ページへつづく）

表 3.2　犬と猫の急性小腸性下痢の原因（つづき）

原因	例	コメント
感染 （細菌性／ウイルス性）	● ウイルス性腸炎 ○ パルボウイルス ○ コロナウイルス ○ ジステンパーウイルス ○ その他のウイルス（例：アデノウイルス，ノロウイルス？） ● 細菌性腸炎 ○ カンピロバクター属 ○ サルモネラ属 ○ 大腸菌 ○ クロストリジウム属	糞便培養は多くの場合，意味のない検査である。なぜなら正常でも腸内には豊富な細菌叢があることと，その大部分は嫌気性菌だからである。正常な動物からも大腸菌はよく検出され，サルモネラも時々みつかる。つまりそれらの菌が存在するからといって，下痢の起因菌であるとはいえない。カンピロバクターとクロストリジウムはどちらも下痢を引き起こすが，下痢をしている動物からも，下痢をしていない動物からも検出されるため，糞便培養結果の解釈は難しくなる 臨床現場で糞便培養を検討するのは，下痢が急性かつ出血性で非常に重度であるか，あるいは犬舎のように多頭飼育環境で複数の動物に症状がみられた場合である。飼い主あるいは動物が免疫不全状態である場合，あるいは飼い主も下痢をしている場合には，糞便培養を行うのがよいかもしれない。しかし全般的にみると，ほとんどの犬・猫の下痢では糞便培養は不要である。糞便培養で得られる情報はほとんどなく，いたずらに検査費用を増やすだけである クロストリジウム・パーフリンジェンス，クロストリジウム・ディフィシルは，下痢をしている犬，下痢をしていない犬のどちらでも同じくみつかる。しかし下痢症状と，それらの菌が産生する毒素の検出には相関性がみられる 糞便塗抹でクロストリジウムの増殖，あるいはクロストリジウムのスポアがみられるからといって診断的な有用性はなく，様々な消化器障害で腸内細菌叢が乱れることでみられる所見である

毒素	● 毒素 ○ 鉛 ○ 有機リン ○ 植物	摂食すると下痢（やその他の症状）を起こす植物には，スズラン，ラッパスイセンの球根，アロエベラ，ナナス（シノブボウキ），キク，シクラメンなどがある
不明	● 出血性胃腸炎（HGE）	HGE とは急性嘔吐と出血性下痢を起こす症候群である。特徴としては，重度の血液濃縮（PCV の上昇）と，腸からの蛋白漏出による血漿蛋白の正常値あるいは低値を呈する。通常，小型犬種でみられる。原因は分かっていない。過敏症によるものか，あるいはクロストリジウム・パーフリンジェンスが産生する毒素によって起きているのではないかといわれている
二次性消化器疾患	● 急性膵炎 重度の全身性疾患	他の臨床症状については前述のコメントを参照

表 3.3　犬と猫の慢性小腸性下痢の原因

原因	例	コメント
食事関連性	● 食事反応性腸症	食物不耐性とは，免疫を介在しない食物成分への反応であり，例えばグルテン，保存料，骨成分，その他の刺激物などが原因となる 食物アレルギー／過敏症とは，食物成分に対する免疫反応であり，例えば牛肉や乳製品が原因となる 食物アレルギーあるいは不耐性の診断の際は一般的に除去食試験を行う。感度の高い試験，特異的な試験はない。真の食物アレルギーであっても，末梢血中の好酸球増多症が起こることも，起こらないこともどちらもありうる（つまり，血液検査で好酸球が正常数であっても，アレルギーを否定すべきではない）。現在あるエビデンスが示唆しているのは，食物成分に対する血液検査（抗体検査）は特異性がなく，臨床的な有用性がないということである
寄生虫／原虫	● 消化管内寄生虫（既述） ● 原虫（既述）	表 3.2 のコメントを参照
“感染”／細菌性／ウイルス性	● カンピロバクター／サルモネラ ● 猫伝染性腹膜炎（FIP）	細菌性下痢に関しては表 3.2 のコメントを参照
抗菌薬反応性	● 特発性抗菌薬反応性下痢（ARD） ● 二次性抗菌薬反応性下剤（SIBO）	ARD：抗菌薬に反応する小腸性下痢で，基礎疾患が特定できないもの SIBO：膵外分泌不全，炎症性腸疾患，部分閉塞，蠕動障害などの基礎疾患から，二次的に小腸内の細菌が過剰増殖したもの

浸潤性	●炎症性腸疾患（IBD） ●びまん性リンパ肉腫 ●腺癌 ●肥満細胞腫（猫）	犬ではIBDの最好発症状が下痢である。猫では嘔吐の方がよくみられる 浸潤性炎症性腸疾患（IBDと腫瘍の鑑別），および（または）蛋白漏出性腸症を診断するには腸生検が必要である。適切な手法で小腸に異常があることが分かった場合，あるいは寄生虫，細菌（ARDを含む），食事要因が除外された場合に，腸生検を実施する
複合要因	●リンパ管拡張症 ●刷子縁酵素欠損 ●選択的コバラミン欠乏	リンパ管拡張症は通常，IBDから二次的に生じる
二次性消化器疾患	●例えば下記の疾患による蠕動障害 ○甲状腺機能亢進症 ○鉛中毒 ○自律神経失調症 ●副腎皮質機能低下症 ●膵外分泌不全 ●肝胆道系疾患 ●重度の全身性疾患	

表 3.4　犬と猫の急性および慢性大腸性下痢の原因

消化管内寄生虫／原虫	● 犬鞭虫 ● 犬鉤虫 ● ジアルジア（小腸に寄生することが多いが，大腸にも寄生しうる） ● トリトリコモナス・フィータス（猫） ● エントアメーバ属
感染性（細菌／ウイルス）	● カンピロバクター属 ● クロストリジウム・パーフリンジェンス；クロストリジウム・ディフィシル ● サルモネラ属 ● エルシニア・エンテロコリチカ ● 猫伝染性腹膜炎（FIP）
食事関連性	● 食事反応性疾患（食物アレルギーあるいは食物不耐性） ● 異物の通過 ● 繊維不足の食事
炎症性	● 炎症性腸疾患（IBD） ○ リンパ球プラズマ細胞性腸炎（大腸炎） ○ 好酸球性腸炎（大腸炎） ● 組織球性腸炎（ボクサー） ● 肉芽腫性腸炎
腫瘍	● びまん性あるいは局在性リンパ肉腫 ● 腺癌／腺腫 ● 肥満細胞腫（猫） ● 平滑筋／間質細胞腫（犬）
ストレス	● ストレス誘発性の下痢は，入院中の犬では比較的よくみられる。これはクロストリジウム属菌の過剰増殖を反映したものである
狭窄	● 瘢痕あるいは腫瘍性（腺癌）

1. もし下痢が急性であれば，動物の状態に合わせて最大24時間の絶食を行うか，あるいは少量の食事（消化性がよい低残渣食；チキン，カッテージチーズ，米，あるいは適した市販食）を頻回給与するようアドバイスを行う。
2. 適切な駆虫歴があることを確認し，もし疑わしければ広域の駆虫薬を投与する。第一選択薬としてはフェンベンダゾールを考慮する。フェンベンダゾールは蠕虫類とジアルジアに有効なためである。大腸性下痢であれば，可能ならば糞便浮遊法検査を行う。犬鞭虫の寄生があれば，無期限に2カ月ごとの駆虫を行う。鞭虫卵の環境抵抗性は強く，生活環境が持続的に汚染されているからである。
3. ジアルジアやトリトリコモナス・フィータスといった原虫をチェックするために，可能な限り生理食塩水で直接塗抹を作成して調べる。
4. 絶食で改善がみられない，および（または）フェンベンダゾール治療に反応しないケースでは，高価・侵襲性が強い・時間のかかる検査を始める前に，メトロニダゾール（10～20 mg/kg，BID）の投与を検討する。
5. この時点で大部分の症例は軽快している。
6. 二次性消化器疾患が存在していないか確認する。例えば，甲状腺機能亢進症，肝疾患，副腎皮質機能低下症など。
   (a) 電解質が正常値であっても，白血球のストレス像がなくとも，侵襲性が高い検査（例えば生検）を実施する前に，ACTH刺激試験を実施して副腎皮質機能低下症を除外しておく。
7. その症例が一次性消化器疾患であることに疑いがなければ，そしてもし小腸性下痢が上記ポイント1～4を実行しても1週間以上（重症度，動物の状態，飼い主の希望に応じて適宜）治まらないのであれば，抗菌薬反応性下痢（ARD）の治療を，オキシテトラサイクリン，タイロシン，アモキシシリンを使って行う。
   ○治療期間は4～6週間が一般に推奨される。最適な治療薬が何であるか，対照臨床研究はまだ行われていない。
   ○時には，食事中の繊維量を増やすことで軽快する（市販食あるいは無処理の糠を添加する)。

○特発性抗菌薬反応性下痢のケースでのプロバイオティクスの作用機序は分かっていないが，症例報告からすると，プロバイオティクスは効果がないようである。おそらく適切な菌種（宿主特異的なもの）が使用されていないからだろう。

8. それでも下痢が続いているならば，カンピロバクター，サルモネラ，大腸菌を対象に糞便培養検査を行い，可能であればクロストリジウム毒素の検査（偽陽性となることがある），および（または）猫ではトリトリコモナス（純血種，多頭飼育環境，あるいはシェルターからの猫ではさらに早い段階で調べるとよいだろう）の検索を行う。

9. （下痢の重症度や飼い主の金銭的な都合などに応じて）除去食試験（新奇蛋白あるいは加水分解蛋白を用いた市販食あるいは手作り食）を開始してみてもよい。飼い主への説明の際には，食物過敏症の関与を調べるのには以下のような理由があることを伝える。(a) 次のステップは腸生検であること，そして (b) 腸生検で炎症性腸疾患（IBD）と診断された場合にまず行うのが食事の変更であること，である。除去食試験は4〜6週間続けることが推奨されているが，もし2週間その除去食を与えても全く改善がみられなければ，それ以上継続してもうまくいく可能性は低いだろう。

10. （もし飼い主が除去食試験をしたくない，あるいはできない場合，または動物が大腸性下痢をしていても鮮血はわずかで，粘液便としぶりが主徴の場合には）高繊維食を与えるようアドバイスする（無加工の糠，あるいは可溶性繊維)。

○低アレルゲン食と，繊維添加は併用しない方が賢明である。もし併用してうまくいった場合に，食事と繊維のどちらが有効だったのかが分からない。原因によって今後の食事指導が大きく異なってくる（飼い主の金銭的負担はいうまでもない)。

11. 上記すべての方法が失敗に終わった場合，あるいは動物が低蛋白血症を起こしている場合，あるいは出血性の大腸性下痢と重度のしぶりを呈している場合，または腫瘍が原因であると疑われる場合には，機材と専門技術さえあれば（専門医による）超音波検査か生検を行う。腸生検は内視鏡で行うことも，開腹して行うこともできる。

腸生検実施を決定する要因

動物の状態が良好で，浸潤性病変（例えば，重度の体重減少，低蛋白血症，触知可能な腸の異常，腸病変の超音波所見など）を疑わせる証拠がなければ，慢性小腸性／大腸性下痢の動物に対して，以下の治療を行う前に腸生検を実施するのは避けた方が賢明でしょう。

- 駆虫
- メトロニダゾールの投与
- 抗菌薬反応性下痢を想定した試験的な抗菌薬投与
  - テトラサイクリン
  - タイロシン
- 適切な食事試験：低アレルギー食と高繊維食

なぜか？

生検でIBDと診断されても，IBDは単一の疾患ではありません。消化管の炎症がみつかったからといって，免疫抑制剤が必要なIBDとは限らないのです。IBDの動物の一部は抗菌薬（おそらく腸内細菌異常や正常細菌叢に対する異常反応があるのでしょう）や，食事変更で改善します。改善がみられない場合には，免疫的な異常があると考えられています。そうした動物の一部は免疫抑制剤による治療が奏功しますが，ごく一部の症例では不幸なことにいかなる治療を行っても改善しません。

そのため，腸生検で白黒つけられる点は以下の通りです。

- この動物にはIBDがあって，免疫抑制剤での治療が必要なのか？
- この動物には腫瘍があるのか？
- この動物には一次性または二次性のリンパ管拡張症があるのか？

結論

一般臨床現場では下痢の症例にしばしば遭遇します。多くの症例は一過性であり，対症療法で軽快します。慢性症例はやっかいなものです。系統立てたアプローチ法で下痢を分類し，妥当な検査と試験的治療で病変を突き止めていけば，大きな改善が見込めるでしょう。

CHAPTER 4

体重減少

小動物臨床において，体重減少あるいは体重が増加しないという主訴はありふれたものです。体重の減少には飼い主自身が気づくこともあれば，獣医師や動物看護師が前回の受診時の記録と見比べて指摘することもあります。体重減少が深刻ではない例としては，夏に運動量が増えることで軽度の体重減少がみられただけということもありますし，もちろん病気の徴候である場合もあります。その他の臨床徴候と比べると非特異的な問題であり，さらに特異的な問題点から体重減少も説明がつくものです。しかし，体重減少が「診断のきっかけ」となって，獣医師の診断推論の中核となる場合もあります。

問題点を明確にする

体重減少を呈した動物に対する最初のステップは，カロリー摂取量が適切であるか，あるいはフードの嗜好性が適切であるかということです。大型犬，超大型犬の飼い主は特に，犬の必要カロリーを低く見積っていることがあり，特に犬の成長期や活動量が多い時期にはよく起こることです。活動量が一般的な犬・猫の正常なカロリー要求量は，以下の公式で計算できます。

$$[(30 \times 体重(kg)) + 70] \times 1.2\ kcal$$

成長期の犬，活動量が多い動物，あるいは妊娠・授乳中の動物ではこの計算式から導かれる数値を2倍にします。大雑把にいって，一般的なドライフード1カップが約400 kcalであり，重さは400 gくらいです。ウェットフードであれば，1カップでおよそ360 kcalになります。食事とカロリー摂取量が，動物のライフステージに見合ったものであるにもかかわらず，体重減少が起きている場合に限って，それは病気の徴候といえます。

時には，体重減少が全般的なものなのか，それとも重度の筋消耗から体重が落ちて削痩してみえているのか見分けがつきにくいことがあります。そのため，以下の診断アプローチは，食欲が正常あるいは増加しているのにもかかわらず体重が減少しているケースに当てはまるものであり，心に留めておくべきことは，非常にまれにみられる筋萎縮とは関与している器官（神経－筋，CHAPTER 6，7参照）も違えば，疾患の種類（感染，免疫介在性など）も全く異なるということです。

問題点を洗い直す

体重減少を呈した症例について考える場合に大事なステップは，その動物の食欲も踏まえて体重減少を捉えるということです。体重減少は次のように分けられます。

- 食欲低下に伴うもの
- 食欲は正常あるいは増加しているもの

食欲低下による体重減少

食べられないのか？　食べたくないのか？

飼い主から「動物が食べない」という主訴がある場合，最初の鍵となる質問は「食べられないのか？　食べたくないのか？」というものです。食物をくわえたり，咀嚼するのが難しいのではないか，あるいは嚥下障害があるのではないかと確認することが重要です（＝「食べられない」）。

真の食欲不振（＝「食べたくない」）は様々な疾患により起こります。食欲不振は高頻度に遭遇する主訴であり，飼い主は通常，ペットの食事量を気にかけているので，食欲の変化から異常の徴候に気づくことがしばしばあります。

食欲は視床下部の満腹中枢でコントロールされており，たくさんの要因が直接的にせよ間接的にせよ，満腹中枢に作用しています。例えば，血糖値，体温，代謝産物，電解質バランス，血中カルシウム濃度，消化器からの神経入力，腫瘍から放出される物質，そして神経行動学的な要因（例：ストレス，恐怖）です。特に猫では嗅覚が喪失すると食欲不振となります。そのため鼻の疾患についても精査する必要があります。

食べられない

食物をくわえる，咀嚼する，嚥下する際の異常

くわえる，そして咀嚼する

食物をくわえる，あるいは咀嚼するのに困難がある動物は，空腹であり，食物には興味を示します。また，食物を適切にくわえることができず，食べようとすると痛がったり，あるいは咀嚼する際に口から食物をこぼしてしまいます。把持困難と咀嚼困難は，口や咽頭の疾患に関連している可能性が最も高いのです。

口の局所的な問題には以下のようなものがあります。

- 炎症
- 潰瘍
- 異物
- 歯科疾患
- 腫瘍

把持・咀嚼困難のもう少し珍しい原因としては，咀嚼筋の炎症（筋炎）や，神経筋疾患に起因する下顎や舌の筋群の麻痺があります。咀嚼筋群の神経支配は第Ⅴ脳神経（三叉神経），舌の神経支配は第Ⅻ脳神経（舌下神経）により行われています。

嚥下障害

嚥下困難を示唆する所見には，過度の力ずくで嚥下しようとする行動，あるいは口や鼻からの吐出が挙げられます。

嚥下障害の原因には以下のようなものがあります。

- 舌または咽頭の局所的な疾患。例えば，炎症，異物，外傷，腫瘍など
- 口蓋の異常
- まれな原因だが，第Ⅸ脳神経（舌咽神経），第Ⅹ脳神経（迷走神経），第Ⅻ脳神経（舌下神経）の神経学的な異常が関与していることがある
- 咽頭アカラシアは若齢動物でまれにみられる先天障害で，咽頭括約筋が嚥下の際に弛緩できない疾患である。病因は不明だが，輪状咽頭筋切断術で矯正できる

炎症の評価

唇，歯肉，舌，歯肉／口咽頭構造物の炎症により，把持，咀嚼，嚥下に問題が起こることがあります。炎症は局所的な疾患でも，全身的な疾患でもどちらでも起こります。

全身的な疾患には以下のようなものがあります。

- 腎不全からくる尿毒症
- 猫のウイルス感染（舌）
- 免疫介在性疾患（天疱瘡）
- 好中球減少症
  - 薬剤誘発性，例えばフェニルブタゾンやフェノバルビタール
  - 骨髄抑制，例えば猫白血病ウイルス（FeLV）関連

局所的な疾患には以下のようなものがあります。

- 刺激物質（植物や化学物質）
- 異物（しばしば硬口蓋を横断するように引っかかっている）
- 歯科疾患
- 猫の好酸球性局面
- リンパ球性／プラズマ細胞性口内炎
- 腫瘍
  - 良性
    …パピローマ
    …エプーリス
  - 悪性：残念ながら，口腔内腫瘍の大部分は悪性である。最も好発するものは以下の通り
    …悪性メラノーマ
    …扁平上皮癌
    …線維肉腫

食べたくない

食欲不振

食欲不振を主訴に受診した動物において，一見他の異常がなさそうでも徹底した身体検査を実施することで，問題点がみつかることが多くあります。例えば，発熱，腫瘤，重度の便秘，重度の心疾患，貧血，黄疸などです。

しかし，一部の症例では身体検査だけでは基礎疾患をみつけられません。そうした場合には，診断アプローチとして，食欲不振の期間や，体重減少の程度から探っていくことになります。

例えば24～48時間にわたって食べておらず，ボディコンディションは正常で，倦怠感のない動物の場合，「経過観察」するのが最善でしょう。飼い主には，もし食欲不振の原因が深刻なものであるなら，嘔吐や下痢といった臨床症状を呈するはずで，そうした症状があれば問題点を絞り込むことができることを説明します。また最近，食事を変更していないか，あるいは原因となりそうな環境の変化がないかを聴取します。例えば非常に暑い，飼い主が留守にしている，家族（新しいペットや赤ちゃん）が増えた，飼い主が変わった，引っ越した，などです。

もしも食欲不振が持続的なものであり，そしてその動物に有意な体重減少があり，非特異的な倦怠感を示しているようであれば，さらなる検査が必要です。多くの疾患で食欲不振がみられることがあります。例えば，肝疾患，腎不全，腫瘍，感染，電解質バランスの異常，内分泌異常，貧血，中毒などです。そうした病気の場合，原因追求は困難に思えます。

② 器官を明確にする

検査は原因器官を特定するために行うべきですし，できれば非侵襲的あるいは費用対効果の高い検査から始めていって，必要であれば侵襲的あるいはより高額な検査を行っていきます。

炎症／感染，血清蛋白質，肝機能と腎機能，電解質，カルシウム濃度を評価します。猫では，猫白血病（FeLV）や，より頻繁に遭遇する猫伝染性腹膜炎（FIP）といったウイルス感染も考慮します。地理的に素因がある地域では（鉛中毒の発生が知られているならば），鉛中毒も考慮します。鉛中毒の猫では，唯一の症状が食欲不振であることがあります。より高齢の動物では，腫瘍を疑った精査（例えば腹部と胸部の画像診断）を実施すべきでしょう。

食欲は正常あるいは増加しているにもかかわらず体重減少している場合

食欲が正常あるいは増加しているのに体重が減少しているならば，以下のことが考えられます。

- 同化不良…栄養素の消化不良または吸収不良
- 利用不良…栄養素の消化と吸収は正常に行われているが，利用ができていない

栄養の生理学の基本を理解しておくと，理論的な診断アプローチがとれます。

生理学

栄養同化には３つのフェーズがあります。どのフェーズに異常をきたしても，同化不良となります。

管腔：

- 消化管内への酵素分泌（主に膵臓から）
- 消化管腔内での消化活性

粘膜：

- 粘膜細胞表面における消化活性
- 粘膜細胞内への栄養吸収
- 粘膜細胞内での栄養素処理過程

輸送：

- 粘膜細胞から血中への栄養素輸送

消化不良

消化不良がある動物では通常，明らかに異常な糞便をしており，食欲は正常かあるいは非常に増加しているにもかかわらず，重度の体重減少がみられます。消化不良の

原因で最も多いのが膵外分泌不全（EPI）です。その他の疾患は頻度が低いか，あるいは病態の一部に過ぎません。

例えば以下のようなものです。

- 消化酵素が機能するには不適切な消化管腔内の環境による，二次的な酵素機能不全。例えば胃酸分泌亢進による膵酵素の不活化
- 回腸あるいは肝臓の疾患による胆汁酸活性の喪失／障害
- 刷子縁酵素機能不全
  - 先天性
    …トレハロース（猫）
    …アミノペプチダーゼN（ビーグル）
  - 後天性酵素喪失
    …ラクトース欠乏（乳糖不耐性）

時にはEPIに罹患した動物で大腸性下痢が起こることがあります。これは乳化が不十分な脂肪による大腸粘膜への刺激であったり，腸内細菌の異常増殖が原因です。

吸収不良

吸収不良は，栄養を吸収するフェーズ（管腔，粘膜，輸送）のどの段階が障害されても起こります。通常，下痢がみられますがごくわずかなこともあり，時には糞便が正常にみえることもあります。

管腔内異常の例としては，甲状腺機能亢進症における消化管運動障害の結果，消化管内通過時間が短縮することが挙げられます。

粘膜機能障害には以下のようなものがあります。

- 刷子縁における蛋白輸送障害。先天的なものとしては，遺伝性選択的コバラミン欠乏症，後天的なものとしては，びまん性腸疾患から二次的に生じるものがある
- 炎症性腸疾患（IBD）や絨毛萎縮の結果起こる腸細胞機能不全

輸送フェーズは以下の場合に障害されます。

- リンパ管閉塞
  - リンパ管拡張症による一次性のもの

○腫瘍，感染，炎症による閉塞から起こる二次性のもの

● 血管障害

○感染や免疫介在性疾患からくる血管炎

○肝障害や右心不全からくる門脈高血圧

4 器官と病変を明確にする

前述の同化不良の病態生理の項目をみれば，吸収不良は一次性または二次性の消化器疾患から起こることは明白です。

一次性消化器疾患

吸収不良の原因となる一次性消化器疾患は，小腸への浸潤性疾患で，腸壁へ重度の損傷を起こすことで吸収不良が起こります。吸収不良を起こしている一次性消化器疾患の病因を特定するためには，ほぼ全例で腸生検が必要です。

吸収不良を起こす一次性消化器疾患には以下のようなものがあります。

- IBD
- 浸潤性腫瘍，例えばリンパ肉腫や肥満細胞腫
- 食物不耐性／過敏症
- 肉芽腫性 FIP
- リンパ管拡張症
- 深在性真菌症（特定の地域に限られる）
- 時には，重度の小腸内細菌過剰増殖（SIBO）や，特発性抗菌薬反応性下痢（特発性 ARD）により臨床的に問題となるレベルの吸収不良が起こります。

二次性消化器疾患

吸収不良を起こす二次性消化器疾患の最たるものは，甲状腺機能亢進症と肝疾患です。甲状腺機能亢進症では摂食量の増加と消化管内通過時間の短縮による糞便量の増加が起こり，それによって栄養素を吸収できる時間が減ります。肝疾患になると胆汁酸分泌低下や，門脈圧亢進による吸収不良が起こります。肝疾患の大部分のケースで

は他の臨床症状の方が主ですが，食欲の割に過度な体重減少がみられることがあります。

利用不良

利用不良症候群では，食欲が正常あるいは増加しているにもかかわらず，体重が減少します。下痢が主徴となることは通常ないのですが，甲状腺機能亢進症や肝疾患に随伴する症状として下痢がみられることがあります。

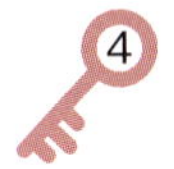

病変を明確にする

利用不良を起こす疾患には以下のようなものがあります。

- 糖尿病
- うっ血性心不全（吸収不良も一部関与している）
- 犬糸状虫症（流行地域では）
- 腫瘍（カヘキシン分泌による？）
- 甲状腺機能亢進症
- 肝疾患

  通常，肝疾患のある動物は食欲が低下します。しかし悪心がなければ比較的正常にみえたり，時には食欲が増加しているようにみえることさえあります。人の急性肝疾患では，エネルギー支出が非常に増加して高度の異化亢進状態となり，カロリー摂取量を増やさなければ重度の体重減少が起こることが分かっています。人での報告によると，代謝に大きな変化が起こる結果，代替となるエネルギー源への切り替えが早期に起こり，結果として異化亢進状態となり，また筋肉の蛋白質と，脂肪組織もエネルギー源として利用されます。肝疾患の動物での代謝の研究はしっかりとはされていませんが，臨床では栄養摂取量から予想されるよりも大幅な体重減少がしばしばみられます。

- 腎疾患

  糸球体腎疾患のある動物では，尿へと蛋白が喪失することで体重が減少することがあり，これは明確な症状として現れ，通常は低蛋白血症からくる全身症状を呈しています。腎尿細管疾患のある動物のほとんどは食欲低下から体重が減少しますが,「食欲が正常である」という動物の体重減少を診断する際には注意が必要です。食欲は非常にゆっくりと,少しずつ低下するため,飼い主は動物の食欲低下に気づかず,普通に食べていると思ってしまうからです。腎臓からの蛋白喪失と骨格筋の消耗が合わさって,腎尿細管疾患のある動物では(食欲増加を伴わない)重度の体重減少がみられます。

一般的には随伴する臨床症状と病歴が獣医師に診断を絞り込むヒントを与えてくれます。一部の疾患(例えば,糖尿病や甲状腺機能亢進症)では真の多食が起きる一方,他の疾患(心不全,犬糸状虫症,腫瘍,腎疾患)では食欲が本当に増加しているのではなく,食欲は正常だけれども体重が減少していることを覚えておきましょう。そうした疾患では食欲が低下することもあり,食欲が低下した程度に比べて重度の体重減少が起こります。

結論

体重減少は比較的多い臨床症状であり,その症例の一番の問題であることもあれば,他の問題に起因する結果であることもあります。もし下痢が重要な臨床徴候であるならば,CHAPTER 3(下痢)に記載した診断アプローチも併せて実施する必要があります。持続性の下痢の病歴があれば,通常は消化不良または吸収不良の可能性が最も高いのですが,特に猫では甲状腺機能亢進症も考えておかなければなりません。現実的に唯一の明白な消化不良(かつ,他の臨床症状を伴わないもの)の原因はEPIであり,血漿トリプシン様免疫活性(TLI)を測定して診断が下せます。甲状腺機能亢進症と肝疾患でもある程度の吸収不良が起こり,そのため糞便中の脂肪量が増加することを覚えておきましょう。

CBCと血液生化学検査から,吸収不良を起こしている消化器異常が末梢に及ぼしている影響は読み取れますが,特異的な診断を下すには至りません。しかし血液検査は利用不良の原因を除外診断するには有用であり,猫では常に甲状腺機能亢進症を疑ってサイロキシン(T4)の検査依頼を出すことを検討しましょう。

消化不良,利用不良,二次性消化器疾患による吸収不良のいずれもが除外されたならば，吸収不良は一次性消化器疾患からくるものと推測されます。そして診断には（内視鏡あるいは開腹による）腸生検が必要となります。

CHAPTER 5

腹部膨満

腹部膨満は容易に分かる臨床症状であり，動物病院を受診するきっかけとなります。あるいは身体検査の際にみつかることもあります。他の多くの臨床症状と同じく，腹部膨満も臨床的に無害なものから，生命を脅かすものまで様々であり，しっかりと系統立てた診断アプローチが重要となります。

問題点を明確にする

腹部膨満の原因は腹腔内の液体貯留である場合や，ガスや固形物の貯留，あるいは腹部筋肉の虚弱化によって起きている場合もあります。

5つの「F」を覚えることから始めるとよいでしょう。

- 液体（Fluid）
- 脂肪（Fat）
- 消化管内ガス（Flatus）：例えば胃捻転
- 糞便（Faeces）
- 胎子（Foetus）

さらに，腹腔内臓器の顕著な腫大（脾臓や肝臓），あるいは腫瘍塊の存在によっても腹部膨満は起こります。「太鼓腹」の外貌は副腎皮質機能亢進症の犬ではよくみられる所見であり，腹部筋肉の虚弱化と，内臓脂肪沈着，肝腫大が組み合わさって起こっています。

腹腔内滲出液の存在そのものが臓器機能を障害することはまれです。これは胸腔内滲出液とは対照的です。胸腔内滲出液は重篤であり，時には生命を脅かします。滲出液により肺の正常な拡張が制限されるからです。

腹部膨満の原因を突き止めるための診断手法は，腹部画像診断と腹腔穿刺です。問題点が明確になったら，つまり腹部膨満の要因が突き止められたなら，必要な診断アプローチは通常ははっきりします。この章では液体貯留による腹部膨満に焦点を当てていきます。なぜなら液体貯留の場合はさらに問題点を明確にしていき，関与している器官を突き止め，病変を特定するためにいくつかのステップを踏むことが重要になるからです。

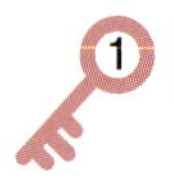

問題点を明確にする

腹部膨満の原因が腹腔内液体貯留であると確認された場合，続いて診断を進めていくには貯留液の性状を知る必要があります。腹腔内滲出液のある動物では，（飼い主あるいは獣医師が）はっきりそれと気づける腹部膨満と「波動感」があることがしばしばです。しかしその原因を「腹水」であると決めつけて，それ以上の原因追求をしないまま治療を開始してしまうことがよくみられます。貯留液を調べるための診断ツールは比較的シンプルなものです。肉眼検査と比重測定，（屈折計を用いた）蛋白濃度，染色した塗抹標本（設備と経験に応じて，院内で検査することも外注検査することもできます）などです。

液体の性状

腹腔内貯留液はおおまかに以下のように分類できます。

- 出血性
- 尿
- 漏出液
- 変性漏出液
- 滲出液
- 好酸球性
- 乳び
- 嚢胞液（嚢胞から採取された場合）

液体はどこにあるか？

液体の局在は，考えうる原因を絞り込むのに役立ちます。

- 腹腔内と胸腔内の両方に滲出液が存在する場合，全身性疾患が示唆される。例えば，心不全，低蛋白血症，凝固障害，猫伝染性腹膜炎（FIP）など
- 単一の腔に限局した液体貯留は，上記の疾患に加えて，より局所的な病変でも起こりうる
- 皮下浮腫も併せてみられる場合，低蛋白血症が最も可能性が高いだろう

診断をつける第一歩は，貯留液のタイプを突き止めることです。必ずしも精密科学としてではなく，むしろ考えられる診断リストを絞り込むために行います。

腹水

腹水の定義は，腹腔内に貯留した漏出液または変性漏出液です。（様々な原因による）門脈高血圧が，腹水の最も多い原因です。

純粋な漏出液

- 細胞数が少ない（<0.5～1.0×10^9 個 /L）
- 主要な細胞は単核細胞
- 蛋白<25～30 g/L
- 比重<1.018

変性漏出液

- 細胞数が多い（5.0×10^9 個 /L まで）
- 好中球数が増えている
- 蛋白は 35 g/L まで
- 貯留液は漿液血液状にみえることがある（つまり幾分か赤血球を含んでいる）
- 比重 1.018～1.025

変性漏出液とは名前が示す通り，腹腔内に貯留している間に性質が変化した漏出液であり，漏出した原因は漏出液と同じです。

漏出液の原因

門脈高血圧

門脈高血圧は門脈血の循環障害が起きている場所から以下に分類されます。

- 肝前性高血圧
- 肝内前類洞門脈高血圧
- 肝後閉塞

・肝前性高血圧

肝前性高血圧は腹水の原因としては珍しいものです。門脈が閉塞すると，腸からのリンパ液還流が劇的に増加して，閉塞した門脈からの流出を代償してしまうからです。さらに門脈系と腹大静脈にある側副循環が上昇した門脈圧を下げるからです。

原因には以下のようなものがあります。

- 狭窄による門脈循環障害
- 門脈血栓症
- 膿瘍，腫瘍，肝門部リンパ節の腫大による外部からの門脈圧迫

通常，肝臓の大きさは正常であり，腹水の蛋白含有量は少ないです（<25 g/L）。

・肝内門脈高血圧

肝内門脈高血圧は以下の場合に起こります。

- 肝動静脈瘻
  - 動脈血が門脈系に流入することで肝臓を通過する血流量が増え，門脈静水圧が上昇する
- 慢性活動性肝炎
- 肝硬変および肝線維症
- 肝内腫瘍
- 重度の脂肪浸潤

肝臓の大きさは正常であることも，腫大していることも，萎縮していることもあり，腹水中の蛋白含有量も様々です。

・肝後閉塞

これが門脈高血圧において最も多いタイプです。

原因には以下があります。

- 右心不全
- 心膜疾患
- 右心房の腫瘍
- 血栓症あるいは腹大静脈や肝静脈への外部圧迫（例えば腫瘍によるもの）

腹大静脈圧の増加と同時に門脈圧が増加した場合，2つの血管系の間で圧較差がなく，上昇した門脈圧を下げるための側副循環は生まれません。

そうしたケースでみられる腹水は，蛋白が豊富な肝リンパ由来ですから，比較的高濃度の蛋白を含んでいます（>25 g/L）。腹水中の総蛋白濃度は通常，血清アルブミン濃度と同等になります。

通常，肝臓は腫大し，腹水と胸水がしばしば同時にみられます。これは肝内または肝前性門脈高血圧でみられる腹水のみの貯留とは対照的です。

低蛋白血症

低蛋白血症だけで腹水が生じることはまれです。肝臓の類洞上皮細胞はきわめて多孔性の膜を持ち，血清蛋白質を含むほとんどすべての巨大分子を通過させます。対照的に他の内臓の毛細血管の小孔の大きさは類洞上皮細胞の50～100分の1しかありません。その結果，肝臓類洞の膠質浸透圧較差は事実上ゼロとなり，一方で内臓循環の膠質浸透圧較差は0.8～0.9（最大値の80～90％に相当）となります。

膠質浸透圧較差が極端に開いているため，血清アルブミン濃度が微小血管の液体交換に果たす効果はほとんどありません。ですから，古くからいわれている，腹水は膠質浸透圧が低下することで二次的に生じるという概念は間違っています。そして血清アルブミン濃度は腹水貯留にほとんど影響していません。肝疾患のある動物では門脈高血圧が腹水貯留の主因であり，肝門脈圧較差が12 mmHg未満の動物で腹水が生じることはほとんどありません。

低蛋白血症が慢性肝疾患や糸球体疾患の結果，生じたものであれば，未知のメカニズムによって強力なナトリウム保持が行われています。強力なナトリウム保持の結果，液体貯留と腹水貯留が起こるのです。このメカニズムにはレニン－アンギオテンシン－アルドステロン系の活性化，心房性ナトリウム利尿成分，腎内プロスタグランジンで制御されている腎血流の変化といった要因が含まれているようです。さらに，肝硬変のケースでは肝静脈流出障害により門脈圧と類洞還流圧の上昇が起こります。

低蛋白血症が単独の原因となる腹水貯留は，血清アルブミン濃度が 15 g/L 未満，通常は 10 g/L を切らないと起こりません。そのため低蛋白血症の動物で腹水がみられるものの，血清アルブミン濃度が 15 g/L を超えているならば，蛋白漏出性腸症よりも肝疾患か糸球体疾患が疑わしくなります。なぜなら強力なナトリウム保持（そして液体保持）は糸球体疾患と肝疾患の両方で起こるからです。

リンパ管閉塞

リンパ液の通過障害によっても腹水が生じます。例えば，腫瘍や横隔膜ヘルニアなどです。

滲出液

特徴

- 通常，細胞数は多い（$>5.0\times10^9$ 個 /L）。しかし一部の滲出液では中程度の細胞数しか含まれない（例：FIP と腫瘍による滲出液）
- 細胞のタイプは好中球と単核細胞
  - 非敗血症性滲出液であれば好中球の変性はみられず，また微生物の痕跡もみられない。滲出液は漿液性にみえる（つまりいくらかの赤血球を含んでいる）ことがある
  - 敗血症性滲出液では有核細胞数がきわめて増加しており，変性好中球が主要な細胞である。好中球とマクロファージ内には細菌がみられることが多い
- 蛋白＞30 g/L
- 比重＞1.025
- 嚢胞液（例えば水腎症）も非敗血症性滲出液と同等の性質を持つことがあり，つ

まり高蛋白で中程度から高度の細胞を含んでいる（細胞は変性しており，老化がみられる）

非敗血症性滲出液の原因

- 胆汁性腹膜炎
  - 胆嚢破裂が胆管壊死を伴っている場合には，初期には非敗血症性だが，すぐに敗血症性に移行する
  - 外傷性胆嚢破裂の場合，胆汁は当初は無菌的だが，粘膜の透過性を変えてしまうため，二次的な細菌感染が生じる
  - 黄疸がみられる
- FIP
  - しばしばフィブリン鎖を含んでおり，細胞数はきわめて多いことも，そうでないこともある
- 腫瘍
- 非化膿性腹膜炎
  - 例えば膵炎から二次的に生じる
- 慢性炎症性肝障害
- 横隔膜ヘルニア
- 脂肪組織炎
- 尿性腹膜炎

化膿性滲出液の原因

- 腹膜炎
  - 貫通性腹部外傷
  - 腸穿孔
  - 胆汁性腹膜炎

好酸球浸出

特徴

好酸球の出現は漏出液および滲出液に共通する特徴ですが，加えて全細胞の10%以上を好酸球が占めています。

原因

- 寄生虫の異所性寄生
- 肥満細胞腫
- リンパ腫
- 真菌感染
- 播種性好酸球性肉芽腫

血液

腹腔穿刺または胸腔穿刺で得られた血液が「正常な」血管あるいは心臓由来のものではないことを確認するためには，サンプルが採取後に凝固するかを調べます。もし採取されたサンプルが凝固しない場合（そしてその動物に凝固障害がない場合），その血液は腹腔内または胸腔内にかなりの時間貯留していて，すでにフィブリンが消耗されています（通常，1時間以上）。もし貯留血液が凝固するならば，おそらく不注意で血液豊富な臓器あるいは血管を穿刺してしまったのです。

出血性滲出液は当初，末梢血と同様の細胞組成をしていますが，時間とともに好中球とマクロファージは増えていきます。赤血球貪食像がしばしばみられ，真の出血性滲出液と採材時の組織損傷を区別するポイントになります。

脾臓腫瘍が破裂して腹腔内出血を起こした動物ではしばしば，多飲多尿がみられます（尿比重は様々）。

原因

血腹の原因は腹腔内疾患（例えば，脾臓血管肉腫からの出血，肝臓あるいは脾臓の破裂，腎動脈裂離，術後の医原性出血）あるいは止血障害のような全身性疾患

(CHAPTER 11 で詳説) です。

尿

腹腔内全体に尿が存在している場合，膀胱が拡張しかつ弛緩しているか，あるいは膀胱が破裂しています。腹腔穿刺で得られた液体が尿なのか，それとも漏出液なのか（非常に希釈された尿の外見は漏出液と同じようにみえます）はっきりしない場合には，尿素あるいはクレアチニン濃度を測定します。採取されたものが尿であれば，計測値は血漿濃度よりも高くなっているはずです。漏出液であれば，計測値は血漿とほぼ同等でしょう。しかしこの判別方法が有効なのは膀胱破裂から 24 時間までの間だけです。それ以降は腹腔内貯留液と血清との間で平衡状態となってしまい，この検査の診断的価値がなくなります。

乳び

乳びとはトリグリセリドが豊富な液体であり，それが胸管あるいは腸リンパ管から胸腔内あるいは腹腔内へと漏れ出したものです。

特徴

- 遠心分離しても不透明なままである
- 蛋白 20～60 g/L
- 比重＞1.018
- 細胞数 0.4～10.0×10^9 個 /L
- 細胞のタイプ
  - 乳び貯留の初期には小リンパ球が主で，わずかに好中球が含まれる
  - その後，変性していない好中球がより多数を占めるようになり，リンパ球数は減少する。マクロファージも増加し，プラズマ細胞が存在することもある
- エーテルを添加すると液体がクリアになる（カイロミクロンが溶解するため）
- トリグリセリド濃度は血清中よりも高く，コレステロール濃度は血清中よりも低い

- コレステロール：トリグリセリド比<1
- スダン親和性脂肪滴がみつかる
- 偽性乳びは乳びと似た外観だが，前述のような特徴がない
- 偽性乳びと乳びを鑑別する必要性はあまりない。どちらも似たような病因で形成されるため，区別をつけたところで鑑別診断リストを絞り込めない

原因

- リンパ管拡張症
- 腫瘍によるリンパ管閉塞あるいは破裂
- 右心不全

結論

腹部膨満の動物に対する診断推論の鍵となるのは，まず何が腹部膨満を引き起こしているのかを確定させることです。もし液体がみつかったのならば，その液体を分類することは比較的容易ですし，妥当な鑑別診断リストが挙げられるでしょう。しかし覚えておいていただきたいのは，それらの鑑別診断リストには重複があるということと，臨床ではしばしばそうなのですが，明確に区分ができないことがあるのです。そこで，病歴聴取，身体検査，液体分析，臨床検査，画像診断，それらすべての情報を集約して診断へと到達します。

CHAPTER 6

脱力

脱力は一般診療ではよく遭遇する主訴です。脱力は常に中枢神経系（CNS）か筋骨格系の障害からくる症状です。そのため，脱力を主訴とする場合では「どの器官（群）が関与しているか？」という質問に対する答えは必ず中枢神経系か筋骨格系ということになります。それらの器官（群）の関与は一次性（中枢神経系あるいは筋骨格系そのもののどこかの異常）であることもあれば，二次性（中枢神経系あるいは筋骨格系の異常は他の器官［群］に起きた異常に伴うもの）であることもあります。

一次性要因はしばしば，中枢神経系あるいは筋骨格系の器質的変化をもたらし，局所的に機能不全を悪化させていきます。一方，二次性要因は器質的変化を起こさず，より広範囲に影響を起こします。この章では，脱力を起こす疾患のうち，好発するものについて洗い直す手法を紹介します。たとえ背景にある病因が100%突き止められなかったとしても，この手法を用いれば，飼い主に対し，脱力の推定される原因と予後について一定の回答を提供できるでしょう。

脱力した動物への初期推論

問題点を明確にする

間欠的な脱力，易疲労性，虚脱を主訴に動物が受診した場合，適切に問題点を明確化しておくことが非常に大切なのですが，困難な場合もあります。犬が虚脱したと飼い主が言っていても，獣医師は以下のような情報を聴取して問題点を明確にすることが肝心です。

- 発症前後に何が起きていたか？
- 発症中の症状は？

- 発症中，動物には意識はあったか？

このような質問から獣医師は以下のようなことが分かるでしょう。

- 動物が意識を喪失していたか？（失神やてんかん発作を示唆する）
- 痙攣発作ではなかったか？（てんかん発作よりは失神の可能性が高まる）
- 発症している以外の時間は正常か？（間欠的な脱力），運動により脱力が起こるか？（易疲労性），持続的に脱力しているのか？
- 痙攣しているのか？　力が抜けてしまっているのか？　そして協調運動障害（運動失調）はあるのか？

その他によくある主訴として，脱力のある動物でみられる症状には以下のようなものがあります。

- 吐出
- 不全麻痺
- 起立困難
- 運動不耐性
- 間欠的脱力
- 易疲労性
- 変声
- 筋肉の変化
- こわばり，過大な歩様
- 頭部を正常に挙上できない，あるいは特に猫では持続的に頸部を腹側へ曲げている

筋骨格系疾患

関節あるいは骨の異常を含む筋骨格系疾患は，神経学的疾患による脱力と紛らわしいことがあります（CHAPTER 13参照）。例としては，両側性の十字靭帯断裂がある犬が後肢の「不全麻痺」として受診するケースや，腰仙部の疾患のある動物が後肢脱力を主訴に受診するケースがあります。その結果，（構造的あるいは機能的な）神経学的異常の診断を進めていくより先に，症例に応じて骨格異常も考慮して除外診断を行っておくことが非常に重要です。

そして念頭に置いておくべきこととしては，その症例が骨格と中枢神経系，あるいは神経－筋系の疾患を同時に抱えている可能性があるということです。例えば，ジャーマン・シェパード・ドッグの後肢歩様異常の原因が，股関節形成不全からくる変性性関節疾患と変性性ミエロパシーの両方から起こっている場合です（CHAPTER 13参照）。

器官を明確にする

中枢神経系あるいは神経－筋系に障害のある動物は，虚脱や脱力を呈することがあります。神経系は中枢神経系（脳および脊髄）と神経－筋系（末梢神経，神経－筋接合部，筋肉）とに分けられます。中枢神経系は神経－筋系を制御しています。原因は一次的なもの（中枢神経系または神経－筋系の構造異常）であることも，他の器官に原因があって中枢神経系または神経－筋系の機能に異常が出ていることもあります。

以下に示したような様々な原因から，中枢神経系あるいは神経－筋系の機能が損なわれてしまいます。

- 脳，神経－筋系への栄養供給の低下
  - 例えばグルコースと酸素
- 血管機能障害
  - 例えば赤血球増多症と高グロブリン血症
- 筋肉と神経の内部環境が変化して機能が変化する
  - 例えばカルシウムとカリウムのバランス失調
- 内因性毒素の産生
  - 例えば尿毒症

ですから，脱力の原因は以下のようになります。

- 一次性，中枢神経系あるいは神経－筋系の構造異常：
  - 脳
  - 脊髄
  - 末梢神経
  - 神経－筋接合部

- ○筋肉
- 二次性，中枢神経系または神経－筋系疾患の機能異常：
  - ○心血管疾患／造血疾患
    …心臓，血管，血液
  - ○代謝性疾患
    …電解質
    …グルコース
    …内因性毒素
  - ○呼吸器疾患
  - ○骨格異常

重度の脱力を主訴とする動物では神経－筋系に異常があり，それをこの章で解説します。「虚脱」を主徴とする症例の診断推論についてはCHAPTER 7で，歩様異常を主訴とする症例（より痙攣するような“脱力”［上位運動ニューロン不全麻痺］または協調運動失調［運動失調]）の診断推論についてはCHAPTER 13で解説します。

3 局在を明確にする

中枢神経系あるいは神経－筋系疾患で脱力が起きている場合，身体検査と神経学的検査が罹患器官を推定する鍵となります。そしてどの部分が異常なのか突き止められることもあるでしょう。神経学的検査を行うことで，中枢神経系のどこに異常があるのか（CHAPTER 7，13参照），神経－筋系なのか（中枢性か，末梢性か？　中枢性／末梢性で病変の局在はどこなのか？），罹患した器官がどこか，そして構造異常なのか，機能異常なのかを突き止める役に立ちます。

神経－筋系疾患でよくみられる神経学的検査所見

- 四肢不全麻痺，固有位置感覚失調を伴うこともある
  - ○不全麻痺は運動神経の障害と感覚神経／固有位置感覚障害の徴候である。一般に，運動失調を伴わない不全麻痺をみつけた場合，“筋”の異常を疑う
- 筋萎縮／疼痛

- 脊髄反射低下と筋緊張低下
- 感覚異常あるいは自傷

一般に，感覚障害は一次性の神経－筋異常を強く示唆します。機能的な問題で，感覚異常が主徴として現れることは通常ありません。

自律神経異常がないかを常にチェックしましょう。様々な神経障害と関係しているからです。自律神経異常では以下のような変化が起こります。

- 散瞳，あるいは瞳孔不同
- 涙液産生量の減少
- 唾液産生量の減少
- 徐脈
- 便秘
- 尿貯留

上記の自律神経異常徴候の多くがみられたならば（そして他に異常がなければ），一次性の自律神経系障害でしょう（例えば犬・猫の自律神経失調症）。

中枢神経系または神経－筋系内の神経解剖学的局在

神経学的検査は2つのパートに分けられます（CHAPTER 7参照）。

1. 手を触れない検査―視診
    - 精神状態と行動
    - 姿勢
    - 歩様
    - 異常な無意識の動き（CHAPTER 7参照）
2. 手を触れる検査（用手検査）
    - 姿勢反応
    - 脳神経の評価
    - 脊髄反射，筋緊張と大きさ
    - 感覚の評価

手を触れない検査—視診

精神状態と行動

手を触れない検査は最も重要です。最初に評価すべきこと，そして飼い主に質問するべきことは，その動物が異常な行動をとっていないか，あるいは精神状態に変化（意識混濁など）がないかということであり，異常があれば脳が関与していると推測されます（CHAPTER 7 参照）。神経－筋系のみを障害するような病状であれば，精神状態あるいは行動には変化が出ないはずです。

姿勢と歩様

動物を遠目から（前あるいは後ろから［あなたへ向かって歩かせる，あるいは遠ざかっていく方向へ歩かせる］，そして横を通り過ぎるところを）観察しましょう。運動失調とは動きの協調性が損なわれている状況を指し，それはつまり感覚（固有位置感覚）の経路が障害されていることから起こります。不全麻痺とは，随意運動の低下を意味します。一方で麻痺とは，随意運動が不可能な状況を指します。

痙攣性（上位運動ニューロン）不全麻痺あるいは麻痺は，患肢を支配する神経膨大部よりも頭側の神経経路が障害されることで起こり，また中枢神経系が関わって起こることもあります（CHAPTER 13 参照）。弛緩性不全麻痺（下位運動ニューロン）が起きるのは，運動部（神経膨大部［肢への神経の起始部］，神経－筋接合部，それらに関連する筋群のいずれかの部分）の機能喪失を起こすような疾患においてです。ですから，弛緩性不全麻痺は神経－筋系が障害されていることの現れなのです。多くの場合，四肢すべてが障害され，特に後肢は重度に障害されます。後肢の方が神経伝達路が長いからです。

障害を受けているのが筋なのか，神経－筋接合部なのか，それとも末梢神経なのかを突き止めるためには，「生理学的に」考えましょう。大部分の末梢神経は，感覚神経と運動神経が混在しています。そのため，末梢神経が障害されると，運動失調と不全麻痺が起きるのです（表 6.1 参照，感覚喪失により起こるその他の障害についても表 6.1 にまとめています）。

神経－筋接合部の疾患と筋疾患では不全麻痺しか起こりません。すると整形外科的な要因による跛行と類似してみえます。運動失調が最も分かりやすいのは，動物を

表 6.1 神経－筋系内の神経解剖学的局在および神経－筋系疾患で考慮すべき神経学的異常

神経学的検査	末梢神経障害	多発神経根障害（運動神経）	神経－筋接合部障害	筋障害
精神状態	適切なレベルと質	適切なレベルと質	適切なレベルと質	適切なレベルと質
姿勢／歩様	蹠行性 弛緩性不全麻痺／麻痺が患肢でみられる（運動神経障害） 運動失調（感覚神経障害）	弛緩性不全麻痺／麻痺が患肢でみられる	（運動しなければ）通常気づかない 運動誘発性のこわばった歩様 その後／または弛緩性不全麻痺／麻痺が患肢でみられる（運動時，もしくは重度の表現型の場合）	こわばった歩様（しばしば運動により悪化） 不全麻痺
姿勢反応	患肢の姿勢反応異常（感覚神経あるいは運動神経）	患肢の姿勢反応異常（運動神経障害）	疾患の重症度，あるいは運動レベルに応じて変化することも，しないこともある	通常，変化なし 重症例あるいは運動により変化することもある
脊髄反射	患肢では低下あるいは消失	患肢では消失あるいは低下	重症例あるいは運動しない限りは気づかない	気づかない

（次ページへつづく）

表 6.1 神経－筋系内の神経解剖学的局在および神経－筋系疾患で考慮すべき神経学的異常（つづき）

神経学的検査	末梢神経障害	多発神経根障害（運動神経）	神経－筋接合部障害	筋障害
筋緊張と筋量	筋緊張の低下あるいは消失と，中等度から重度の筋萎縮（運動神経）	筋緊張は減少あるいは消失し，慢性化すると中等度から重度の筋萎縮（運動神経）	通常，目立たない	萎縮あるいは肥大 緊張の低下，あるいは拘縮（過緊張－筋強直症）
感覚	感覚神経が関わっていると，感覚と痛覚が低下もしくは消失する	目立たない	目立たない	目立たない
脳神経	関与することがある	目立たない	顔面の脱力が起こりうる	咀嚼筋萎縮が起こりうる
疼痛	感覚異常，自傷	脊髄痛が起こりうる	目立たない	筋肉痛が起こりうる（例えば炎症／感染と腫瘍性疾患）
その他	自律神経徴候が起こりうる			

ゆっくり歩かせた場合です。神経－筋系疾患による不全麻痺は，運動させると増悪します。そのため，動物を早足で走らせて評価を行います。

手を触れる検査（用手検査）

姿勢反応

姿勢反応試験はどの肢が異常かを同定するのに役立ちます。スクリーニング検査のようなもので，神経系のどこに異常があるのかを調べるにはあまり役立ちません。求心性の感覚神経と，遠心性の運動神経路を調べる検査です（受容体→末梢神経→脊髄→脳→脊髄→運動器；CHAPTER 13参照）。

脳神経の評価

中枢神経系あるいは神経－筋系の疾患では，脳神経が障害されることがあります。脳神経検査で最も重要なのは威嚇瞬き反応です。威嚇瞬き反応には脳の大部分が関わっており，スクリーニング検査として用いられます（網膜→視神経→視交叉［およそ65～75%の神経線維が交叉します］→視索→外側膝状核→視放線→大脳の後頭葉→投射線維→運動野→小脳→顔面神経核→顔面神経→眼輪筋）。もし威嚇瞬き反応が低下あるいは消失していたら，まずは動物を歩き回らせて物にぶつからないかをみて，視覚を評価しましょう。また，対光反射（PLR）を調べることで視覚路を評価できます。

瞳孔の大きさと瞳孔不同症がないかを，対光反射を調べる前に記録しておきます。軽度な瞳孔不同症を評価する一番の方法は，離れたところから両眼に光を当てて，タペタム反射をみる方法です。

もう1つ重要なことは，特に高齢動物において，虹彩萎縮がないかを認識しておくことです。虹彩萎縮があると，瞳孔不同症と誤認されることがあります。

対光反射の経路は威嚇瞬き反応と同じ始まり方をしますが，脳幹だけを経由します（網膜→視神経→視交叉→視路→視蓋前核→後交連［大部分の線維が再び交わります］→動眼神経［第Ⅲ脳神経］の副交感神経核→動眼神経→瞳孔括約筋）。

もしも視覚と対光反射は正常そうなのに威嚇瞬き反応が低下しているならば，眼瞼反射を利用して瞬きができるか評価します。眼瞼反射は，顔面神経（第Ⅶ脳神経）の運動神経機能を評価するのに最も役立つ検査です。さらに素早く眼瞼刺激を繰り返すと反射が低下する場合は，神経－筋接合部に障害があります。眼瞼反射の感覚部は三叉神経（第Ⅴ脳神経）が担っています。一般に，三叉神経は運動神経と感覚神経の両方の機能を持っています。運動部（下顎枝）はすべての咀嚼筋に神経分布しています。一方，感覚部は下顎枝，上顎枝および眼枝を介して顔面全体に神経分布しています。顔面部の感覚を評価するには，反射（眼瞼反射）と意識的反応（嫌悪反応）に注目します。

運動神経機能とは別に，顔面神経には感覚神経と自律神経の機能もあります。顔面神経は表情筋群に神経分布しています。機能不全がある側では，鼻孔は小さくなり，唇は下垂し，また涎がたまっていることがあります。シルマー試験で涙液産生（顔面神経の自律神経機能）を評価できます。

頭部の筋群が非対称であれば，複数の脳神経の運動神経機能不全が示唆されます。遠くから眺めるとよく分かります。

その他に，中枢神経疾患もしくは神経－筋系疾患で影響を受ける脳神経には第Ⅸ～第Ⅻ脳神経があります。

- 第Ⅸ脳神経：舌咽神経は咽頭に感覚線維と運動線維を送っている。咽頭反射で評価できる
- 第Ⅹ脳神経：迷走神経は喉頭に神経分布するほか，胸部と腹部の臓器に副交換神経線維を送っている
- 第Ⅺ脳神経：副神経は頚部の筋群の一部に神経分布している
- 第Ⅻ脳神経：舌下神経機能は，観察すれば評価できる。舌に不全麻痺，偏向，萎縮，非対称などの徴候がないか観察する

脊髄反射

脊髄反射の評価は，標準化されたアプローチをとることで異常の検出率が高まります。一般に，筋緊張を最初に評価し，続いて脊髄反射そのものを評価します。筋緊張は神経－筋系疾患で低下します。脊髄反射が低下する他の要因としては，筋肉の線維化や関節の拘縮があり，そして拮抗筋の筋緊張がなくなっていると過大な反射がみられます（坐骨神経障害でみられる測定過大）。そのため反射の評価は，他の検査（歩

様，姿勢，筋緊張）と総合的に行う必要があります。神経－筋系疾患では一般的に患肢の反射が低下します（運動の前後で評価するとよいでしょう）。

- 反射弓に異常があると，反射は低下または消失する（受容体→末梢神経→脊髄→末梢神経→神経－筋接合部→筋肉）
  - 膝蓋腱反射（膝伸展の減少）や二頭筋反射，三頭筋反射，腓腹筋反射（腓腹筋の収縮が低下）などの腱反射の低下
  - 引っ込め（屈曲）反射の低下は，それぞれの関節の屈曲角の減少として現れる
    …後肢の評価：踵関節の屈曲減少（坐骨神経障害）
    …前肢の評価：肘関節の屈曲減少

触診

触診すると筋肉の萎縮，過形成，腫脹，疼痛，腫瘤，拘縮，緊張が分かりやすくなります。触診は動物を立たせた状態と横臥させた状態で行います。

感覚の評価

感覚の評価は，その神経－筋系疾患が，末梢神経障害からくるものだと疑われる場合に有用です。まれながら，動物に重度の痛覚異常があって，神経－筋系に影響していることがあります。

神経－筋系の欠損は，表 6.1 に示したように様々な部分でみられます。

身体検査と神経学的検査の結果について考察するのと同時に，体のどの系統が関与しているのか病態生理学的に考えましょう。つまり体の各系統の機能と，機能が損なわれた場合にどういった臨床症状が現れるのかを考えます。例えば，持続的な脱力があり，また意識を喪失した病歴が何度もあるならば，一次性の筋疾患ではないでしょう（CHAPTER 7「虚脱」参照）。

神経学的異常が非対称性に起きているならば，一次性（構造的）中枢神経疾患あるいは神経－筋障害である可能性が高まります（表 6.2，6.3）。疼痛を伴っているならば，追加して炎症，感染症，外傷，腫瘍を疑う必要があります。二次性（機能的）病変は神経－筋系をびまん性に障害するので，神経学的異常は通常，対称性に現れま

表 6.2　間欠的もしくは運動誘発性脱力の鑑別リスト

分類	鑑別	神経－筋異常の対称性	疼痛
二次性（機能的）神経－筋系疾患			
心血管系／造血系	構造的心血管疾患	S	—
	不整脈	S	—
	貧血	S	—
	過粘稠度症候群	S	—
	急性出血	S	—
呼吸器	犬糸状虫症	S	—
	上部気道機能不全（喉頭麻痺，短頭種気道症候群，気管虚脱）	S	—
	肺疾患	S	—
代謝性	低血糖（例：膵島腫瘍，運動誘発性低血糖）	S	—
	高カリウム血症（例：副腎皮質機能低下症）	S	－／＋
一次性（構造的）中枢神経系または神経－筋系疾患			
神経障害	運動誘発性虚脱（中枢神経系）	S	—
神経－筋接合部異常	重症筋無力症	S	—
筋障害	代謝性筋疾患（例：ミトコンドリア性または脂質蓄積性筋障害）；悪性高熱	S	—

S＝左右対称性の神経－筋異常

す。こうした理由から，疼痛は神経－筋系の構造から生じているものではありません。

病変を明確にする

　ここまでで，病変が中枢神経系にあるのか，それとも神経－筋系にあるのかを突き止められ，もしかすると，さらに病変のありかをそれらの一部位にまで絞り込めているかもしれません。続いては病変を同定する番です。鑑別診断リストを洗い直し，そして最適な診断方法を考えるのに有用な設問は以下の通りです。

- 中枢神経系あるいは神経－筋系に直接的（一次性）に影響する病気はどれか？

表 6.3　持続性脱力の鑑別リスト

分類	鑑別	神経－筋異常の対称性	疼痛
二次性（機能的）神経－筋系疾患			
心血管系／造血系	心血管疾患	S	―
	不整脈	S	―
	貧血	S	―
	過粘稠度症候群	S	―
代謝性	低カリウム血症（例：一次性アルドステロン症）	S	―
	高カリウム血症（例：副腎皮質機能低下症）	S	－／＋
	低カルシウム血症（例：一次性上皮小体機能低下症）	S	－／＋
	高カルシウム血症（例：一次性上皮小体機能	S	―
	亢進症，腫瘍随伴症候群，ビタミンD中毒）	S	―
	低／高マグネシウム血症	S	―
	低血糖（例：インスリノーマ，猟犬）	S	―
	副腎皮質機能亢進症	S	－／＋
	甲状腺機能低下症	S／AS	―
	内毒素症（例：敗血症，肝性脳症）	S	―
腫瘍性	腫瘍随伴性（例：インスリノーマによる神経障害）	S	―
栄養性	ビタミンE／セレン欠乏	S	―
中毒性	鉛（神経障害）	S	―
	有機リン中毒，クモ咬症，ダニ麻痺，ボツリヌス中毒，ヘビ毒注入		―
一次性（構造的）中枢神経系または神経－筋系疾患			
神経障害	非炎症性	AS	＋／－
	後天性	S	＋／－
	腫瘍性（例：リンパ腫）	AS	＋／－
	遺伝性	S	＋／－
	品種特異的筋疾患（例：アラスカン・マラミュート，レオンベルガー）	AS	―
	炎症性		―
	感染性	AS	―
	原虫性	AS	―
	免疫介在性	AS	―
	多発性神経根炎	S／AS	―
	慢性神経炎	AS	―

（次ページへつづく）

表 6.3　持続性脱力の鑑別リスト（つづき）

分類	鑑別	神経－筋異常の対称性	疼痛
神経－筋接合部異常	重症筋無力症	S	—
筋障害	非炎症性		—
	後天性		—
	労作性横紋筋融解症	S	＋
	腫瘍性（例：リンパ腫）	AS	＋／－
	腫瘍随伴性	S	—
	遺伝性		
	筋ジストロフィー	AS	＋
	筋緊張症	S	—
	代謝性筋疾患	S	—
	品種特異的筋疾患（例：グレート・デーン，ラブラドール・レトリーバー）	S	—
	炎症性		
	感染性		
	原虫性	AS	＋／－
	リケッチア	AS	＋／－
	免疫介在性		
	多発性筋炎	AS	＋／－
	皮膚筋炎	AS	＋／－

S＝対称性神経－筋異常，AS＝非対称性神経－筋異常

間接的（二次性）に影響する病気はどれか？

- 片側性（非対称性）に症状を出す病気はどれか？　対称性に症状を出す病気はどれか？
- 疼痛を起こしうる病気はどれか？
- その病気の機転はどうか？（急性発症 vs 慢性発症，改善傾向，定常状態，間欠的，増悪傾向）
- 脱力以外の臨床症状にはどんなものがあるか？　その症状は中枢神経系または神経－筋系が関与して二次性に起きているものではないか？
  - 心疾患？（例：不整脈，脈欠損，拍動の変質，末梢血液循環の問題）

- ○上部気道疾患？（例：喘鳴，呼吸促迫，酸素飽和度の低下からくる臨床症状）
- ○下部気道疾患？（例：異常な胸部音が聴取される［肺性？　胸腔内滲出？］）
- ○内分泌疾患？（例：皮膚・被毛の変化，体型の変化，腹壁の虚弱化）
- ○血液疾患？（例：粘膜色と心音の変化）
- ○消化器異常？（例：嘔吐 vs 吐出［CHAPTER 2］）
- ○高体温 vs 発熱？

さらに，脱力の特徴から鑑別診断リストの絞り込みができます。「問題点を明確にする」の部分で述べたように，脱力は間欠的に起こる場合と，持続的に起こる場合があります。また，運動により脱力が起こることがあります。間欠的脱力を起こす疾患の一部は，運動により持続的脱力へと増悪します。

猫の脱力

猫は，犬とは対照的に，間欠的脱力を主訴に受診することは少ない動物です。猫は通常，自分たちの活動を「自分で制御」しているので，受診するのは持続的脱力を主訴とする場合が主です。一般的な主訴としては頚部のうなだれ，頭を前肢の上に乗せる姿勢（非常にリラックスしているようにみえますが，診察室内やそれ以外の見知らぬストレスがかかる状況下でも同じポーズをしています）があります。猫は項靭帯がないため，頚部のうなだれは神経－筋系疾患があるとみられる症状です。安静時と歩行時に肩甲骨が目立ってみえることもあります。

間欠的脱力

意識喪失を伴わず，間欠的脱力が起こるのは，通常，以下の場合です。

- 二次性（機能的）神経－筋異常
  - ○循環器障害
  - ○代謝異常
    - …エネルギー欠乏
    - …電解質異常
- 一次性（構造的）神経－筋異常

- 神経－筋接合部異常
  …重症筋無力症
- 筋障害

間欠的脱力を起こす疾患例は，表 6.2 を参照してください。

持続性脱力

持続性脱力が起こるのは，通常，以下の場合です。

- 二次性（機能的）神経－筋異常
  - カルシウムやカリウムの恒常性に異常がある
  - 内因性毒血症
- 一次性（構造的）神経－筋異常
  - 一次性末梢神経機能異常
  - 神経－筋接合部異常
  - 一次性筋異常

運動により増悪する持続性脱力としては以下のものがあります。

- 二次性（機能的）神経－筋異常
  - 循環器障害
  - 代謝異常
- 一次性（構造的）神経－筋異常
  - 末梢神経障害
  - 神経－筋接合部異常
  - 筋障害

持続性脱力を起こす疾患例は，表 6.3 を参照してください。

診断方法をどうするかは，主訴の脱力以外の臨床症状と異常所見から決定します。

診断アプローチ

診断アプローチは，診断推論に則って決定しましょう。二次性に神経－筋系を障害する疾患を調べる検査のほとんどは，一般診療施設で実施可能です。そうした検査には，詳細な病歴聴取，徹底した身体検査と神経学的検査，血液検査と尿検査，血圧測定，網膜検査（蛇行や拡張した血管，または出血があれば，高血圧のサインです），そしてX線検査や超音波検査のような一次診療施設で使用可能な機器による画像診断などがあります。

診断方法は以下のようにグループ分けできます。

1. 臨床病理
2. 画像診断機器もしくは病理手法による構造の評価
3. 機能的評価（主に電気的診断法）

臨床病理

血液学的検査，血液生化学検査，尿検査

ルーチンの血液学的検査，血液生化学検査，尿検査が特に有用なのは，神経－筋系の異常が全身的あるいは対照的に生じている場合であり，また神経－筋系以外の部分から生じた全身異常が原因で二次的に機能が障害されているような場合です。一般に，他の部位が関与していれば何らかの徴候があるはずで，徹底した病歴聴取と身体検査から，二次的な神経障害の理由が分かってきます（例：高カリウム血症と低カルシウム血症による消化器障害，低血糖によるてんかん様発作；CHAPTER 7参照）。

血液検査のタイミングも重要です。例えば低血糖が疑われるなら，絶食時の血糖値を測定します（複数回のサンプル採取が必要でしょう。内因性インスリン産生量は時間変動が大きいことと，血糖値の恒常性を保つためのメカニズム［例：ストレス応答，コルチゾール］による調整が行われているからです）。

時には，血液学的検査からも，感染症や非感染性の炎症性疾患の存在を疑う証拠がみつかることもあります。

血中クレアチンキナーゼ値の解釈

血中クレアチンキナーゼ（CK）活性は，筋疾患が疑われた場合に，犬と猫でしば

しば測定されています。この酵素は比較的，筋損傷に特異的な指標だからです。CK活性は骨格筋の障害で上昇するだけでなく，心筋の障害でも上昇します。てんかん発作でも，筋損傷から二次的にCK活性が上昇することが報告されています。たとえ比較的軽微な筋損傷しか起きていなくても，血中CK活性は上昇します。例えば，横臥した動物や筋肉内注射を受けた動物などです。そのため軽度～中程度（<1,000 U/L）の酵素活性上昇があっても，過大評価しないことが大切です。1,000 U/Lを超える値であっても，二次的な筋損傷による上昇である場合もあり，必ずしも一次性筋疾患を示唆するものとは限りません。もう1つ重要なことは，血中のCK活性が上昇するまでには2～3時間を要するということです。採血の際に動物が暴れたからCK値が上昇したと考えるのは正しくありません。

CK活性の上昇が，真に重度の筋疾患（例：筋炎や筋ジストロフィー）によるものであると考えるには，数値が数千～数万に上昇していないといけません。もう1つ覚えておくべきことは，重度の筋疾患があるからといって，必ずしも顕著な血中CK値の上昇が起きているとは限らないことです。そしてCKだけでなく，ALTとASTを同時に測定することは有意義だということです。これら2つの酵素のどちらも，重度の一次性筋疾患の症例において上昇していることも，していないこともありうるのです。

血清学

神経－筋接合部が免疫介在性に障害される状態（一般には重症筋無力症として知られている）は，他の神経－筋系疾患と比べるとよくみられます。そして間欠的な運動誘発性全身脱力，吐出，巨大食道症，咽頭機能不全といった症状で受診した犬がいたら，必ず重症筋無力症を考慮します。シナプス後アセチルコリン受容体（AChR）に対する自己抗体を検出する検査は，感度も特異度も比較的高い検査です。

筋炎や神経炎を疑診する場合には，最も好発する感染症であるネオスポラ・カニナムおよびトキソプラズマ・ゴンディの血清検査を行います。トキソプラズマ症の確定診断をつけるためには，抗トキソプラズマIgGとIgMを測定するためのペア血清を採取しておくと，過去の感染なのか，感染急性期なのかを鑑別する役に立ちます。

内分泌機能検査

多くの内分泌疾患は，それが内因性であれ，医原性であれ，神経−筋の脱力を起こします（例：甲状腺機能低下症，副腎皮質機能亢進症，副腎皮質機能低下症，医原性ステロイド性筋障害）。

脳脊髄液分析

一次性神経学的疾患が疑われる動物を評価する際，特に髄膜や神経根が関与する疾患を調べる際には脳脊髄液（CSF）の分析を考慮します。CSF 分析は感度は高いのですが，一般的に特異的な検査ではありません。検査結果は必ず，その動物の臨床症状と照らし合わせて解釈する必要があります。CSF 分析をすることで，特に炎症性疾患と感染症を疑っている場合に鑑別診断リストを絞り込めます。CSF 分析は採取後，きわめて迅速に（通常 30 分以内に）実施しなければなりません。CSF 内の細胞は速やかに変性していくからです。サンプルをより長時間，安定化させる方法がいくつもあります。そうした手法は検査機関により違うため，サンプル採取を行う前に，提出する検査機関が推奨するプロトコルを確認しておくことが賢明でしょう。

遺伝子検査

多くの一次性中枢神経疾患と神経−筋系疾患は，遺伝的異常が原因で生じます。そうした遺伝子異常の検査は増えてきています。遺伝子異常の大部分は品種特異的な疾患です。現時点での例としては以下のものがあります。

- アラスカン・マラミュートの多発性神経障害
- グレーハウンドの神経障害
- ラブラドール・レトリーバーとグレート・デーンの遺伝性筋障害
- 犬と猫の糖原病
- スパニッシュ・ウォーター・ドッグの先天性甲状腺機能低下症
- 運動誘発性虚脱
- イングリッシュ・スプリンガー・スパニエルのフコシド症（翻訳者注：オリゴ糖蓄積）
- バーミーズの家族性間欠性低カリウム性多発性筋障害

構造異常の評価

画像診断

X 線検査は広く利用可能であり，比較的安価に利用できるため，明白な骨組織異常ならびに一部の軟部組織異常を迅速に「スクリーニング」検査できる方法です。X 線検査で，胸部臓器の変化を捉えることができます。例えば，心拡大やその他の心臓の構造的変化，肺パターンの変化，転移性疾患の所見，縦隔腫瘤（例：胸腺腫），巨大食道症などです。

CT 検査は X 線検査よりもはるかに高い空間解像度を持っていますが，ほとんどの診療設備ではすぐには利用できません。MRI 検査は筋異常（例：筋炎）や末梢神経異常（例：神経鞘腫瘍）を描出するのに精確な検査方法です。超音波検査でも一部の末梢神経（例：坐骨神経，大腿神経，腕神経叢）を視認することはできます。しかし精確性に欠けるために，利用価値は限定的でしかありません。

生検

末梢神経や筋の組織生検は，専門の検査機関のアドバイスにしたがって採材・処理したものであれば，病理学的異常を突き止めるのに役立ちます。組織検査と免疫組織化学検査により，多くの一次性構造的病変を鑑別できます。例えば，炎症や感染と腫瘍とを鑑別できます。脱神経，内分泌疾患，低カリウム血症のような特定の代謝異常，ミトコンドリア性筋障害，腫瘍，炎症・感染症（筋炎と神経炎），蓄積症，筋ジストロフィーなどが生検で同定できることがあります。一般診療施設でも筋生検は比較的容易に実施できます。しかし末梢神経生検はさらに難しい方法です。一部の症例では，電気学的検査を採材前に実施することで，どの神経または筋から採材するかを決めるのに役立つことがあります。

機能評価

電気生理学

神経系は活動電位の発生と伝播により情報伝達をしています。こうした電位は直接的に測定できる（自発活性）ほか，電気的な刺激を与えて電位を発生させ，試験部位が正しく機能しているか評価する（誘発電位）こともできます。異常な自発的筋運動がある場合には，筋に一次性病変（例：筋炎と筋ジストロフィー）があるか，あるいは筋の脱神経が起きています。

筋電図検査を行うと，どの筋群に異常があるのかを評価しやすくなります。神経への刺激により誘発電位を発生させる（神経伝導検査）ことで，病変が神経のどの部分に局在しているのか，あるいは神経－筋接合部にあるのかを同定できたり，軸索やミエリンの損傷が示唆される場合があります。

薬理学的機能試験

短時間作用型コリンエステラーゼ阻害薬であるエドロホニウム塩化物（テンシロン®）を用いて，犬と猫の後天性重症筋無力症の仮診断をつけることがあります。この試験ではコリン作動性クリーゼを誘発し，その結果，流涎，悪心，嘔吐，下痢を起こすことがあります。そのため，必要に応じてアトロピンを投与できるよう準備しておいた上で，実施するようにします。エドロホニウムを投与すると，他の神経－筋脱力疾患も症状が改善することがあるため，偽陽性の結果となることがあります。診断のゴールドスタンダードは，やはりAChRに対する自己抗体の検出です。テンシロン® 試験は，長時間作用型のピリドスチグミンを投与した際の治療反応を予測するのには非常に有用です。

運動試験

運動と興奮により，神経－筋の脱力が誘発されたり，増悪することがあります。安静時および運動後の血中乳酸値（およびピルビン酸），CK活性レベル，心肺機能（粘膜，拍動と心拍リズム，酸素飽和度），体温を計測することで，わずかな変化を検出しやすくなります。乳酸とピルビン酸レベルの変化は，ミトコンドリア疾患を示唆します。

結論

脱力や虚脱を主訴とする症例は，診断に迷うものです。脱力の病態生理を理解しておくことで，獣医師は系統立てて診断を進めていくことができ，そして長い鑑別診断リストを暗記する必要を減らせます。重要な質問に集中しましょう。中枢神経系もしくは神経－筋系のどの部分が関与しているのでしょうか？　そして病変は一次性の構造的（神経－筋病変）なものなのでしょうか？　あるいは他の器官から二次的に神経－筋機能障害が起きているのでしょうか？　そうしたステップを踏むことで，考えられる診断リストを絞り込むことができ，さらには合理的な診断名に辿り着けるでしょう。

CHAPTER 7

発作，虚脱，奇妙な症状

発作を主訴に受診する動物は，経験豊富な獣医師にとっても興味深い症例です。第一に，動物は通常，受診時には一見正常にみえます。第二に，発作のタイプを同定できるかは，発作の目撃者がその様子をうまく表現できるかにかかっています。第三に，発作は飼い主にとっては予測不能かつ制御不能なため，飼い主が観察する出来事は感情によって大きくバイアスがかかって受け取られるのです。このため，診断のための検査に進む前に，詳細に病歴聴取しておくことが非常に重要です。多くの飼い主は発作の様子をビデオ撮影できますので，獣医師は発作の種類を突き止めることができるでしょう。

失神，ナルコレプシー／カタプレキシー，疼痛，脅迫行動障害，前庭発作，特定の運動障害，神経－筋脱力，てんかん発作は，発作性の症状です。それらの症状の見た目には共通点があります。そして発作間に臨床検査をしても，結果は正常なことがあります。一部の症例では発作間にも異常がみられることがあります。この異常は臨床的な意思決定の助けとなり，どの器官が関係しているのか（そして病変はどこにあるのか）のヒントを与えてくれるでしょう。

さらには動物が病院内で「奇妙な」発作を起こすことさえあります。例えば，遷延性てんかん発作（てんかん重積［5分以上継続する発作］や群発発作［1日に2回以上の発作］），または前庭機能障害があります。

問題点を明確にする

間欠的発作性疾患にはたくさんの症状があり，姿勢，筋緊張，制御不能な動き，行動の変化などが現れます。発作そのものの特徴を突き止めるだけでなく，発作の前や直後に，きっかけとなっている出来事がないか，何か症状が出ていないかを突き止めることが大切です（表7.1）。鑑別が必要な発作症状には，失神，ナルコレプシー／カタプレキシー，行動変化，前庭発作，運動障害，神経－筋脱力，てんかん発作があります。

失神

失神による発作は，一般的な特徴として，突発性であること，発作が短いこと，一過性の意識喪失と姿勢の崩れがあります。発作の間，筋は弛緩していますが，虚脱する直前に短いミオクローヌス発作を起こすことがあります。特に第3度房室ブロックに罹患している猫によくみられます。これは短時間のてんかん部分発作と間違われることがあります。

しかし失神発作を起こしている動物のほとんどでは，発作前後に何も症状を呈しません。失神発作は一般的に活動中や運動時に起こるもので，安静時には起こりません。通常，ほぼ即時に回復します。1日のうちに何回も発作が起きることがありますが，発作の感覚は短いことがあり，また抗てんかん薬では改善しません。事実，抗てんかん薬は心肺機能を損ねることがあり，そのために抗てんかん薬治療によって発作が増悪することがあります。

ナルコレプシー

ナルコレプシーは，睡眠－覚醒サイクルの障害で比較的珍しいものです。ナルコレプシーではカタプレキシー発作が一般にみられますが，これは失神発作とてんかんによく似ています。カタプレキシー発作は通常，食事や興奮，ストレス，薬（例：フィゾスチグミン）によって誘発されます。きっかけとなる刺激に続いて，弛緩と虚脱を起こします。ナルコレプシーに罹患した動物は慢性疲労を呈しますが，必ずしも睡眠時間は延長しません。睡眠パターンが障害され，不規則になるために，夜間に休めず，日中は眠くなります。同腹子もしくは同一家系内に，同じ症状のある個体がいることは珍しくありません。

発作性行動変化

間欠的に疼痛が起こることで行動が変化することがあり，てんかん部分発作と似たようにみえます。例えば，椎間板の側方突出／脱出による神経根への衝突や刺激によって動きが止まったり，ミオクローヌス発作が起きたり，筋痙攣や筋線維束攣縮が起きたりします。攻撃行動や，強迫行動（常同行動，例：連続したリズミカルな動き，舐める行動，発声）といった行動異常もまた，感覚発作と似ています。発作の間は通常，犬や猫は正常にみえます。しかし，強迫行動は筋緊張や意識レベルの変化には無関係であり，またきっかけとなる行動が同定できるのが一般的です。

前庭発作

一過性の前庭発作は，斜頚や眼振，運動失調といった非間欠的な前庭疾患と共通した主症状を持つまれな疾患です。眼振と歩様異常はてんかん発作でもみられますが，てんかんから斜頚を起こすことはほとんどありません。そうした動物では典型的に，発作の間には何の意識異常もみられず，また発作の前後もほぼ正常です。これらの発作は，通常の抗てんかん薬治療には反応しません。

発作性運動障害

発作性運動障害に対する理解とこの障害を認識する私たちの能力は，過去 10 年間でずいぶん向上しました。運動障害の大部分は，動物が興奮したり，ストレスを受けたりすると誘発もしくは増悪されます。運動障害は通常，行動に伴って起こるものであり，安静時や睡眠時に生じることはまれです。そして起きるのは間欠的であり，筋緊張は高まり（筋緊張異常，ジストニア），そして意識レベルには変化がありません。そうした運動障害の一部は，以前にはてんかんであると考えられていましたが，標準の抗てんかん治療には反応しません。さらに，人で報告されている運動障害と類似していることから，今では運動障害と考えられています。一部は，遺伝性疾患として分類されています。

表 7.1　発作性疾患の臨床症状

特徴	失神	ナルコレプシー／カタプレキシー	神経－筋脱力	発作性行動変化（強迫行動）	前庭発作	発作性運動障害	特発性頭部振戦	てんかん
発作間	—	睡眠／覚醒サイクルの変化	—／脱力の症状	—	—	—	—	—（特発性てんかん）／異常（器質性てんかん，反応性てんかん）
誘発する出来事／きっかけ	運動，興奮	興奮，食事，薬物	運動，興奮	行動的なきっかけ（例：恐怖）	—	—／動きや運動	—	—／強い光
発作前の変化	—	—	—	—	—	—	—	発作前の行動変化（前駆症状［数時間～数日］や前兆［数分］）。例えば，宙をみつめる，動きが止まる，注目を引きたがる，恐怖
発作の特徴	短い，突然の虚脱と回復	突然の虚脱	虚脱の前にこわばった歩様	例えば，側対速歩（※翻訳者注：同じ側の手足を同時に踏み出すこと），吠える，舐める，存在しないものを追い回す，物をかじる	斜頸，眼振，虚脱／斜頸した側へと倒れる	筋緊張異常，バリズム（※翻訳者注：大きく，非リズミカルな不随意運動），舞踏病，振戦，虚脱	“Yes”／“No”の向き（タテ／ヨコ）に頭を振るわせる	発作が部分発作か全般発作かによる強直間代性発作が最も多い

表 7.1　発作性疾患の臨床症状（つづき）

特徴	失神	ナルコレプシー／カタプレキシー	神経－筋脱力	発作性行動変化（強迫行動）	前庭発作	発作性運動障害	特発性頭部振戦	てんかん
意識レベル	無意識	熟睡	—	—	—／損なわれる（位置が定められない）	—	—	損なわれる／無意識
自律神経症状	心拍数／リズムの変化が起こりうる	—	—	—	—	—	—	流涎，便失禁，尿失禁
筋緊張	弛緩	弛緩	—～弛緩	—	片側性に，伸筋の緊張低下	過緊張	—	緊張（過緊張）／強直間代性 動きの変化（痙攣）
外側徴候	—	—	—	—	あり	ありうる	—	非対称性てんかん（器質的てんかん）
持続時間	数秒	数秒～数分	数分～数時間	数分～数時間	数秒～数時間	数分	数分～数時間	数秒～数分／てんかん重積では10分以上
発作後の変化	—	—	—	—	—	疲れてみえることがある	—	あり，例えば，行動の変化，盲目，歩様異常
追加コメント	—	—	—	—	前庭疾患の微細な症状が持続することがある	—	邪魔すると発作は治まる	頭部／顔面部の筋肉がしばしば含まれる

—＝正常，なし，またはみられない
神経－筋脱力と失神は CHAPTER 6 に詳説

犬てんかん様痙攣症候群

ボーダー・テリアの犬てんかん様痙攣症候群（CECS，スパイク病）が一例です。この発作は以前，てんかん部分発作であると考えられていました。しかし今では人で報告されている発作性ジスキネジア（発作性ジストニアコレオアテトーシス）の亜型であると考えられています。発作性ジストニアは現象学，発作持続時間，誘因から分類されています。

誘因による分類には，以下のようなものがあります。発作性運動誘発性コレオアテトーシスは，随意運動の後，突然発作が起こります。発作性非運動誘発性コレオアテトーシスは，発作が自然発生的に起こるものを指します。発作性労作誘発性コレオアテトーシスは，長時間の肉体的労作の後に発作が起こります。発作性催眠性コレオアテトーシスは，睡眠中にだけ，不随意運動性発作が生じるものです。

てんかん発作と発作性ジスキネジアを鑑別するのは，人の領域でも難しいことです。発作性ジスキネジアでは全般性てんかんでみられるような，二次的な活動が起こらないことから，てんかん部分発作とは区別がつけられます。しかし筋緊張はしばしば両側性に高まっている（つまり二肢もしくは四肢で筋緊張が高まっている）ものの，もしてんかんが左右の大脳半球で起きているならば，生じると予測される意識障害がみられません。本疾患に罹患したボーダー・テリアには，間欠的な軽度の振戦，筋緊張異常，歩行困難がみられます。

チヌークの発作性ジスキネジア

同様の疾患は，チヌークでも報告されています。「チヌークの発作性ジスキネジア」では，筋緊張異常（例：不随意かつ持続的な筋拘縮により，姿勢のねじれや反復動作が起こる），舞踏病（例：素早く，不随意的で，常同的ではない四肢の半目的あるいは無目的な動き），バリズム（例：激烈で，不随意的で，常同的ではない四肢の急速な動き）などが起こります。

しかしながら，アテトーゼ（翻訳者注：大脳の機能障害により起きる，制御不能な手や指のリズミカルな動きのことを指す）型の動き（ゆっくりで，不随意的で，常同的でない，四肢の無目的な動き）は，チヌークでは報告されていません。

尿失禁，便失禁，流涎といった自律神経症状は起こりません。発作の持続時間は，数分～1時間程度です。突然の動きにより発作が誘発されることはありませんし，発作の前後で異常はみられません。しかし，発作の後，罹患犬は疲れてみえることがあります。おそらくは筋活動が持続的に高まっていたからでしょう。

間欠的転倒

キャバリア・キングチャールズ・スパニエルの間欠的転倒が，発作性労作誘発性ジスキネジアの一例です。本疾患は典型的に，ストレスや興奮，運動によって増悪もしくは誘発されます。特徴として，肢の筋緊張が増加する発作（筋過緊張）を起こします。罹患犬は患肢の筋肉を弛緩させることができず，「鹿追い」歩様（翻訳者注：前肢を曲げ，後肢は伸ばした姿勢のこと。地面の匂いを嗅いで鹿を追跡しているポーズに似ている）を呈します。転倒する前に，背中は弓状に曲がり，頭部は地面すれすれに下がります。そうした犬は発作後は正常にみえ，また発作中も精神状態は正常であるようにみえます。発作の持続時間は数秒～数分間です。本疾患では，同時に起きる自律神経症状は報告されていません。

特発性頭部振戦

運動障害は，特発性頭部振戦（頭部の上下運動）でみられるように，頭部のような特定の体の部位を障害することがあります。本疾患は，ドーベルマン・ピンシャーや，ブルドッグ，ボクサーで報告されています。頭部振戦は通常，毎秒5回のペースであり，垂直方向であることも，水平方向であることもあります。持続時間は数秒～数時間で，1日のうちに複数回起きることがあります。きっかけとしては頭を特定の位置に持ってくることが挙げられ，ストレスや興奮により増悪します。食物などで動物の気を逸らすと，振戦は停止したり，減弱します。自律神経症状は報告されておらず，発作の最中もその動物の精神状態は正常です。

まとめ

経験則としては，純血種の犬を診察する際に，その犬が間欠的発作を起こしており，自律神経障害がなく，発作の後には正常であり，全般性強直間代性てんかんと類似しておらず，筋活動の変化が両側性に起きているものの，発作中にも精神状態は正常で，抗てんかん薬への反応が芳しくないならば，インターネット上のデータベースを参照して，品種特異的な運動障害がないかを調べましょう。

簡単にいうと，そうした発作性運動障害では通常，以下のようなことがみられません。

- 前兆のような発作に先行する出来事（行動の変化［注意をひく行動，匂いを嗅ぐ，宙を見上げる］のような感覚発作行動のことで，運動発作の直前に2～3分間続く）
- 自律神経症状（例：流涎，尿失禁，便失禁）
- 広範囲での筋緊張の増加（例：全身的強直や強直間代性てんかん発作）
- 意識喪失。通常，意識を喪失している犬は，発作の最中に飼い主の眼をみることはできない。そのため眼が合ったかどうかは，よい質問である。また，意識を失っていると，しばしば飼い主のいうことを聞けないが，飼い主がその状況を理解できていないために実際以下の頻度でしか聴取できない

てんかん発作

脳は「複雑」な構造物ですが，「単純」な（限定的な）方法でしか機能不全を現しません。てんかん発作とは，前脳の機能不全による臨床症状であって，診断名（単一の疾患）ではありません。

たくさんの構造的，機能的な原因からてんかん発作が起こります（後述「病変を明確にする」の項目を参照)。てんかん発作は，その発生と伝播が，脳のどの部分に異常があって生じているかによって様々な形があります。例えば，てんかんは感覚野の特定の部位だけが障害されていることがあり，罹患動物は行動上の変化（宙を見上げる，動きが止まる，匂いを嗅ぐ動作をする，など）だけしか呈していないことがあります。あるいは運動野のたった一箇所だけが障害されていて，罹患動物は口腔顔面部の自動症を呈しているだけということもあります。

「症状を引き起こしている部分」（臨床症状の原因となっている脳の部分）の局在は通常，てんかん発作を起こしている部分（脳内のてんかんの原因となっている箇所）

と一致しているか，もしくは近い部分です。ですから，てんかん発作の発生部位を示唆していることになります。

てんかんの「記号学」では，てんかんによる大脳機能不全の臨床症状から，その発作がてんかんによるものだと確認するだけではなく，発生部位の情報を得ることもできます。比較的シンプルな方法で，臨床的にもコストに見合った方法です。

てんかん異常のある脳領域により，運動，感覚（行動変化を含む），自立機能の変化と自動症とが分けられ，そしててんかん発作の特徴付けが行われます。

これはてんかん発作か？

簡潔に，

- 筋緊張が増加していれば，てんかん発作である可能性がはるかに高まる。最も広く認知されているてんかん発作が，全般性強直間代性発作である。典型的には，その動物は硬直し（強直期），固有位置感覚を喪失して，横向きに倒れ，続いて強直間代期（リズミカルに筋拘縮が変動する）が始まる。続いてしばしば，走るような動き（自動症）を呈する。アトニー性（無緊張性）のてんかん発作は非常にまれであり，「ぐにゃりと脱力した」発作であれば，獣医師は失神やカタプレキシーを「疑う」ヒントになる
- リズミカルに筋拘縮が変動するのは，部分発作と全般発作の両方に共通する症状である
- てんかん発作はしばしば，まず頭部と顔面の筋肉から始まる（眼や顔面の筋肉がぴくぴくする）
- 典型的には，大部分の動物でみられるてんかん発作は１つ（あるいは２つ）だけのタイプである（全般性てんかん発作，二次的な全般化を伴う，もしくは伴わない部分発作）。同一個体で起きるてんかん発作は，典型的には同じ発生部位に始まって，同じ脳の経路を通じて拡散していく
- てんかんそのものは，1～2分間しか持続しない
- ほとんどのてんかん発作は，いくつかのステージからなる
    - 発作前の行動変化（［数時間～数日の］前駆症状や［数分間の］前兆）

- ○てんかん発作
- ○発作後の行動，あるいは神経学的な障害（数時間～数日）

てんかん発作そのものとは別に，飼い主によって認識されるのは発作後の変化である。

- 一般的な発作後の機能障害には以下のようなものがある
  - ○行動の変化。例えば，恐怖，攻撃性，見当識障害
  - ○食欲の増加
  - ○強迫性無目的歩行
  - ○盲目。通常，対光反射は正常で，「中枢性」盲目に一致する所見
  - ○威嚇反射の障害
  - ○病変部とは反対側の縮瞳（もし単一の病変であれば［動眼神経核の抑制解除による二次症状］）
  - ○歩様異常，特に運動失調と「意識的な」固有位置反応（踏み直り反応）障害
- 必ずではないが，てんかんはしばしば安静時や睡眠時に起きる
- てんかん発作では通常，その動物の意識が障害される
- 大部分のてんかんでは，少なくとも初期には抗てんかん薬治療に反応する

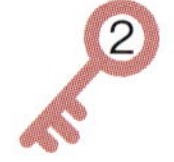

器官を明確にする

発作を起こす疾患に対しては，適切に問題点を突き止めることが不可欠です。問題点が異なれば，関与している器官の優先順位も異なってきます。もし主訴がてんかん発作や，前庭徴候，脱力発作，間欠的な行動異常，運動障害であれば，精密検査をすべき器官は中枢神経系となります。中枢神経系は，直接的に障害されている場合と，間接的に障害されている場合とがあります。さらに行動異常を起こすだけではなく，てんかん発作や運動障害は神経－筋系にも影響を及ぼすことがあります。しかし重要度からすると，中枢神経系よりも下位にランク付けされます。前庭疾患は中枢神経系の機能障害からも，末梢神経系の機能障害からも起こりえます。この機構については，以下の項で簡潔に説明します。前述したような異常（失神と神経－筋脱力）からも神経－筋系に影響が出ます。どの器官がそうした臨床症状に関与しているのか，そして優先順位をどうつけたらよいかは，CHAPTER 6 を参照してください。

局在を明確にする

末梢神経系もしくは中枢神経系の関与が分かったならば，神経学的検査を実施することで神経解剖学的な病変の局在を突き止められるでしょう。近年，画像診断技術は発展しているものの，今でも神経学的検査が，原因疾患を診断するためにどの検査方法を用いるべきか決定する鍵となっています。特にてんかん発作を伴う疾患では，神経学的検査を行うことで，病変が末梢に存在しているのか（頭蓋外病変），あるいは中枢に存在しているのか（頭蓋内病変）を鑑別するのに役立つでしょう。そして効率的に診断をつける筋道が立てられます。

前庭発作

前庭器官の機能を理解しておくことで，病変の局在の突き止め方が理解でき，なぜそれが重要なのかも理解できることでしょう。前庭器官の主な機能は，動物が行動する際と，見当識をつける際に重力に対して平衡を保つことにあります。

前庭は2つの主要なセクションから構成されています。末梢（軸外，末梢から脳幹までと，小脳）部と，中枢（軸内，脳幹内）部です。前庭の感覚受容部は，内耳に存在しています（側頭骨岩様部）。感覚受容部に入力された情報は，小脳の直下にある脳幹の前庭核へと第Ⅷ脳神経（内耳神経）によって伝えられます。

一部の神経線維はさらに延びて，小脳の一部に連絡しています。末梢部は，頭部の直線的な加速と，回転運動を検出しています。

前庭は頭との相対的な位置関係から，眼，頚，体幹，四肢の位置を保つ役割を果たしています。前庭核は眼の位置と動きを司る神経核と連絡しています。その他の神経核を介した経路を通じて，小脳，大脳，脳幹の中枢（例：嘔吐中枢；CHAPTER 2参照），脊髄と連絡しています。前庭は片側性のシステムです。すなわち，左側の前庭系は，その動物の左側の姿勢を制御しています。右側の前庭系は，右側の姿勢を制御しています。前庭核は主に，伸筋群に促進的に作用する神経経路の起始部となっています。しかし一部の神経線維は反対側の伸筋と，同側の屈筋群に抑制的に作用しています。

これを踏まえておけば，斜頚と，四肢の伸筋の緊張度の低下は病変と同じ側に（向かって）生じることが理にかなっていることが分かるでしょう。「動物がカーブを曲がりながら走っている」ようにみえるのです。

律動眼振は，前庭核と，眼球運動を司る脳神経核との連絡路に障害が起こることで生じます。律動眼振の緩徐相は病変の側に向いています。急速相は代償的な動きです。視覚と固有位置感覚が前庭機能障害を代償します。前庭疾患は徐々に回復します。これは脳の他の部位が前庭への感覚入力の欠如を“無効化する”ためです。臨床症状は，動物を目隠しすると増悪します。

前庭機能障害の臨床症状は以下の通りです。

1. バランスの失調
2. 斜頸
3. 片側への傾き
4. 回転
5. 旋回
6. 律動眼振
7. 頭位誘発性斜視
8. 前庭疾患のタイプによっては（中枢性 vs 末梢性），他の脳神経障害，ホルネル

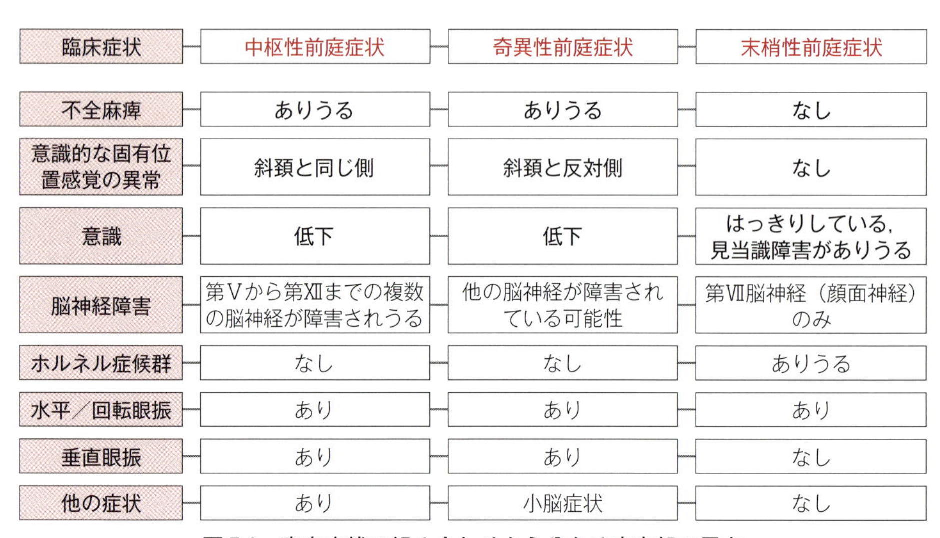

臨床症状	中枢性前庭症状	奇異性前庭症状	末梢性前庭症状
不全麻痺	ありうる	ありうる	なし
意識的な固有位置感覚の異常	斜頸と同じ側	斜頸と反対側	なし
意識	低下	低下	はっきりしている，見当識障害がありうる
脳神経障害	第Ⅴから第Ⅻまでの複数の脳神経が障害されうる	他の脳神経が障害されている可能性	第Ⅶ脳神経（顔面神経）のみ
ホルネル症候群	なし	なし	ありうる
水平／回転眼振	あり	あり	あり
垂直眼振	あり	あり	なし
他の症状	あり	小脳症状	なし

図 7.1　臨床症状の組み合わせから分かる病変部の局在

症候群，小脳徴候，精神的な沈うつ，姿勢反応の異常を伴う不全片麻痺がみられる場合があります

現存する臨床症状を明確にすることで，中枢性と“末梢性”の前庭障害を鑑別することができます。すると頭蓋内病変と頭蓋外病変のどちらに焦点を当てて探索を行えばよいかがはっきりします（図 7.1）。

もし前庭症状を含めた脳幹の機能障害がみられたら“中枢性前庭症状”と考えます。姿勢反応異常とは反対側に向けて斜頚が生じていれば“奇異性前庭症状”と考えます（小脳または小脳延髄橋角）。脳幹が関与する症状が何もみられなければ“末梢性前庭症状”と考えます（末梢性前庭症状に加えて顔面神経障害またはホルネル症候群がみられたら，鼓室胞疾患を考えます）。

斜頚は病変部と同側へ向かいます。例外は病変が小脳の片葉小節葉もしくは小脳延髄橋角に存在する場合です。そうした場合には奇異性斜頚が生じます。その場合，斜頚は病変とは反対側に向かいます。小脳から前庭核への投射が病変部に含まれるために，そして小脳は主に抑制性に機能しているので，病変部側では過活動性がみられます。病変部側の伸筋の緊張が過度に高まり，動物は病変部側とは反対側へ傾き，斜頚も反対側へと傾きます。

しかし，病変部側を確かめるには，固有受容性感覚，特に踏み直り反射をみると，病変部側で反射が低下しているか，消失しています。時折，両側性前庭疾患の動物が受診することがあります。典型的には，頭部の広い可動域（“スティービー・ワンダー頭部運動”），対称性運動失調がみられますが，斜頚はみられません。そして動物には「正常な」生理的眼振がみられません。

両側性前庭障害は通常，末梢に局在しています。例外はメトロニダゾール中毒とチアミン欠乏症で，それらの場合，両側性中枢性前庭障害が生じます。

ナルコレプシー，発作的な行動変化，発作性運動障害

これらの疾患の局在を突き止めるために最も大切なステップは，症状がどのようなものかをはっきりさせることです。これらの疾患は脳機能障害により起こります。頭蓋内病変もしくは頭蓋外病変のどちらかです。もし神経学的検査で側方化（非対称的

な神経学的異常）または頭蓋／頚部痛がみられる場合には，頭蓋内病変である可能性の方が高くなります（詳細は以下の項を参照)。

てんかん発作

てんかん発作は前脳機能障害ですから，神経学的評価は前脳機能の評価を主眼に行わなければなりません。しかし，その他の神経学的検査を無視してよいわけではありません。多巣性または広汎性の神経学的異常があれば，診断推論は変わってくるからです。

てんかん発作そのものは，構造的な脳疾患の最初にして唯一の症状です。例えば「脳の症状が出ない領域」の腫瘍（症状が出ない領域とは神経学的検査では評価不能な部分を指します。例えば，前頭葉や嗅脳です）が挙げられます。

しかし，より一般的には，神経学的検査によって，以下のような犬の頭蓋内の神経学的異常 - 構造的前脳疾患を検出できます。

- 精神状態の変化（質 - 行動変化，例えば強迫行動，頭部押しつけ，頭部回転，あるいはレベル - 鈍麻）
- 病変部もしくはその大脳半球とは反対側での姿勢反応異常（踏み直り反射の減少や消失など）
- 病変部とは反対側の視覚異常
- 威嚇瞬き反応の低下もしくは消失。病変部の反対側では正常な対光反射がみられる
- 病変部とは反対側での顔面感覚低下，ならびに鼻中隔刺激への反応低下
- さらに，
    - 一部の動物では，両側で同等の神経学的異常がみられる場合がある
    - 非対称性部分発作（体の片側で，反対側よりも頻繁にてんかん発作が生じるもの）は，症状が多く出ている側とは反対側に構造的脳病変があることを示唆する（例えば，顔の左側に攣縮がみられる場合，右側前脳病変が示唆される）

頭蓋外要因から二次的にてんかん発作が生じている犬と猫では，似たような神経学的異常が起こりますが，通常は左右対称性に起こります。臨床症状は漸増もしくは漸

表 7.2 「末梢性」前庭障害で考えられる診断

カテゴリー	急性非進行性	急性進行性	慢性進行性
変性性			先天性前庭症候群 (しばしば難聴を伴う)
代謝性		甲状腺機能低下症 (糖尿病；間接的)	甲状腺機能低下症
腫瘍性		転移性	軟部組織腫瘍 神経鞘腫瘍
炎症性／感染性		中耳炎／内耳炎 (細菌性／真菌性) 原虫性	中耳炎／内耳炎 (細菌性／真菌性) 原虫性
特発性	特発性	滲出液を伴う無菌性中耳炎	滲出液を伴う無菌性中耳炎
外傷性	骨折		
中毒性		ストレプトマイシン ゲンタマイシン	ストレプトマイシン ゲンタマイシン
血管性	梗塞 出血		

疼痛を伴うことのある病変は赤字で表記

減します。

発作と発作の間の神経学的検査では，頭蓋外病変と，機能的頭蓋内病変では正常なことがあります。てんかん発作が前脳機能障害を示唆する唯一の症状のことがあります。発作後の大脳機能障害による神経学的異常は，数時間〜数日にわたって起こることがあります。ですから最終発作直後に神経学的異常がみられる場合には，神経学的検査を繰り返し実施すべきです。

病変を明確にする

前庭発作

診断のための精密検査は，中枢性疾患と末梢性疾患とでは大きく異なります。初発と臨床経過次第で，急性非進行性，急性進行性，慢性進行性（表 7.2，7.3）に分類できます。さらに，病態生理学的に考えると，疼痛を伴う疾患であれば，炎症性か，感染性か，腫瘍性です。頚部痛，頭部と耳周囲を触診して疼痛をチェックするだけでな

表 7.3 「中枢性」前庭障害で考えられる診断

カテゴリー	急性非進行性	急性進行性	慢性進行性
変則的			(水頭症)
変性性			神経変性疾患 蓄積症
代謝性		甲状腺機能低下症	甲状腺機能低下症
腫瘍性		転移性	一次性：脈絡膜腫瘍，グリア細胞腫，髄膜腫，リンパ腫
栄養性		チアミン欠乏症 (通常，両側性)	
炎症性／感染性		病因不明の髄膜脳脊髄炎(MUA) 猫伝染性腹膜炎（FIP） 犬ジステンパー 原虫性，真菌性	MUA FIP 犬ジステンパー 原虫性，真菌性
中毒性		鉛 ヘキサクロロフェン メトロニダゾール（通常，両側性）	鉛 ヘキサクロロフェン
外傷性	骨折／出血		
血管性	梗塞 出血		

疼痛を伴うことのある病変は赤字で表記

く，動物を開口させて疼痛があるかも調べましょう。

病変部を洗い直す簡単な方法としては，私たちが「5 本指」ルールと呼ぶ方法があります。

1. 発症
2. 臨床経過
3. 疼痛
4. 側方化（非対称性の神経学的異常）
5. 神経解剖学的局在

この 5 本指ルールを使うと，鑑別診断リストを減らすことが可能です。例えば，慢性で，進行性で，疼痛を伴い，左側の末梢性前庭障害を呈する動物がいれば，最も可

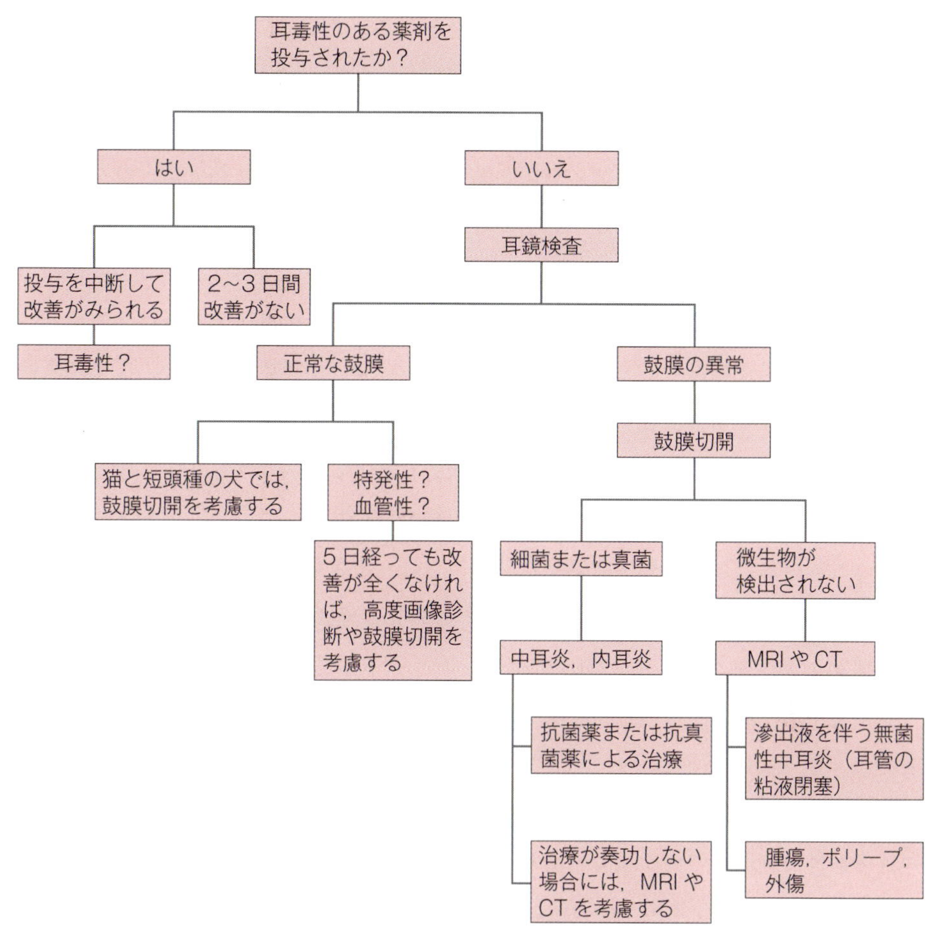

図 7.2 末梢性前庭障害の精密検査アルゴリズム

能性が高いのは，炎症性，感染性，もしくは腫瘍性の中耳／内耳疾患でしょう。

末梢性前庭障害の局在を調べるにあたって，斜位と開口での頭蓋X線撮影を考慮しますが（特に猫では），主要な検査は耳鏡を使った外耳道と鼓膜の検査です（図7.2）。中耳炎の可能性があれば，鼓膜切開術が診断の選択肢となりますが，そのためには全身麻酔が必要です。鼓室胞内容物を材料にした，培養検査（細菌と真菌）と細胞診を実施します。特に細胞診により，活動的な感染と正常な中耳の細菌叢を鑑別できます。中耳は耳管（エウスタキー管）で口腔と連絡しています。

犬の鼓室胞は，猫のそれとは解剖学的に異なっています。犬・猫ともに，鼓室胞は2つの区画に分かれています。猫では，2つの区画の間はほぼ閉鎖された膜で仕切られていますが，犬では2つの区画が連絡しています。鼓膜切開は鼓膜の腹尾側四分円に実施します。すると鼓膜に加えた切開創が素早く治癒します。例えば全身グルココルチコイド投薬を受けていたり，あるいは糖尿病のような全身性疾患に罹患していると，創傷治癒が遅延します。

様々な中枢性前庭障害（表7.3）の鑑別には，通常，先進的画像診断が必要です。これが病変の局在を正しく突き止める理由です。病変の局在によってその後の精密検査が変わってきます。一般的に，病変の局在が予後に関係していると考えられています。しかし予後を決定するのは診断された病名であって，病変が存在する場所ではありません。軟部組織肉腫の中耳への浸潤（予後不良）と診断されることがあれば，一方では大脳梗塞による奇異性前庭症状（予後良好）と診断される犬もいます。脳実質を侵す構造的な病変は，通常のX線検査ではみえません。こうした病変には腫瘤病変，梗塞，炎症などがあり，MRIではコントラストが強調されて映ります。炎症性／感染性中枢性前庭障害の確定診断をつけるためには，脳脊髄液（CSF）の評価が必要です。

前庭発作の診断は難しく，特発性てんかんによる二次的な発作と混同されたり，一過性虚血性前庭発作である場合もあります。病変は何もみつからず，こうした発作とてんかん発作を鑑別する唯一の方法は，前庭機能障害の主徴が存在するかどうかです。

ナルコレプシー

ナルコレプシーは通常，特徴的な症状から診断されます。もし確信が持てなければ，食事や興奮，薬物（例：フィゾスチグミン）により発作を誘発して確認ができます。家族性ナルコレプシー（例：ラブラドール・レトリーバーとドーベルマン・ピンシャー）と，孤発性ナルコレプシーが報告されています。同腹子や，同一家系に同じ症状の個体がいないか，聴取しておきましょう。家族性ナルコレプシーに対しては遺伝子検査が利用可能で，ヒポクレチン（翻訳者注：オレキシンと同義）受容体2遺伝子の欠損により起こります。

表 7.4 失神で考えられる診断

カテゴリー	鑑別診断	診断方法
心血管性	左心不全	胸部 X 線検査，心臓超音波検査
	発作性不整脈	心電図検査，心臓超音波検査
	犬糸状虫症	胸部 X 線検査，ベルマン法（翻訳者注：ミクロフィラリアを検出する集虫法の一種），抗原検査
	重度貧血	血液学的検査（CHAPTER 9 参照）
	過粘稠度症候群	血液学的検査，血液生化学検査
呼吸性	重度上部気道疾患	血液学的検査，内視鏡検査，X 線／CT 検査
代謝性	低血糖	（絶食時）血糖値

孤発性ナルコレプシーの場合，頭蓋内精密検査（MRI 検査と脳脊髄液検査）が必要です。特別な検査機関では脳脊髄液中のヒポクレチンを測定可能で，この数値が孤発性ナルコレプシーでは低下しています。「奇妙な」発作がナルコレプシーによるものと確信が持てない場合には，頭蓋外病変に対する精密検査も考慮します（以下の項を参照）。

失神

身体検査所見から，追加検査を決定します。臨床症状と，そこから同定した器官から，表 7.4 に記載した鑑別診断を考慮します。

発作性行動異常

てんかん発作が主に行動異常を起こしている場合，発作性行動異常との鑑別が難しいことがあります。その症状がてんかん発作か不確かな場合，下記のようにてんかん発作を起こす疾患の精密検査を行いましょう。

発作性運動障害

現時点では，発作性運動障害の特徴について非常に限られた情報しかありません。遺伝学からこうした疾患の理解が進んでおり，これからさらに進むことでしょう。

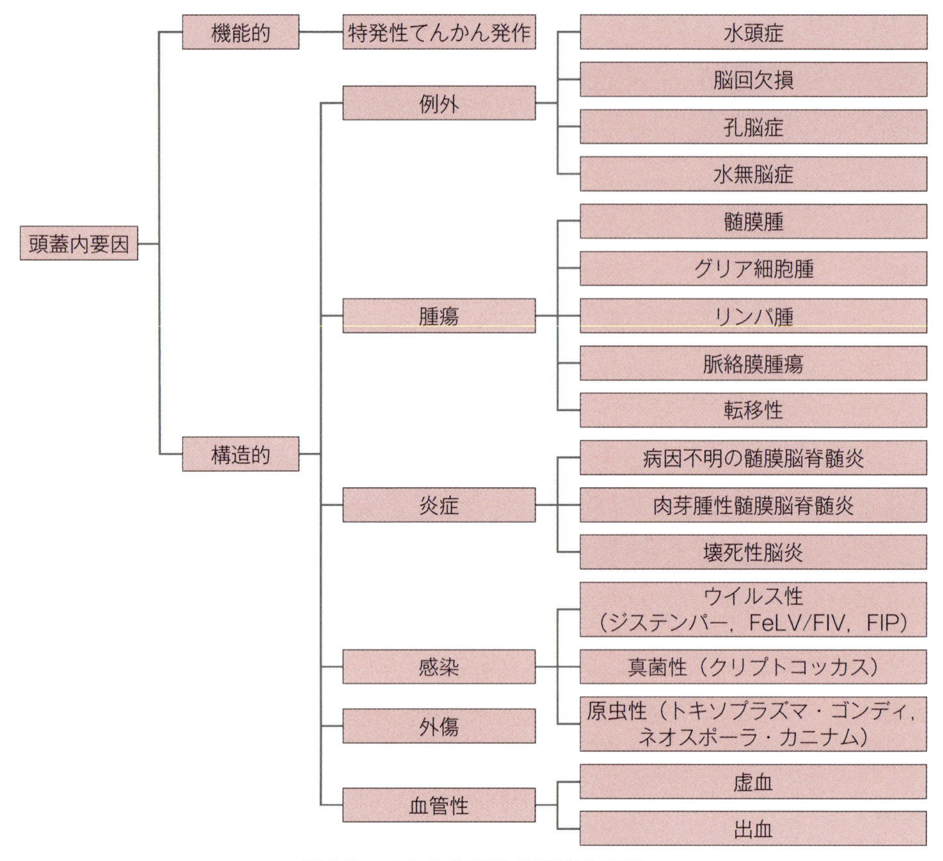

図 7.3　てんかん発作の頭蓋内要因

ですから症状が運動障害ではないかと疑わしい場合には，インターネットを検索しましょう。例えば，*BCAN* 遺伝子欠損によるキャバリア・キングチャールズ・スパニエルの発作的転倒が同定されており，遺伝子検査も利用可能です。

てんかん発作

頭蓋内 vs 頭蓋外

てんかん発作は，大脳機能を変化させるような頭蓋内病変もしくは頭蓋外病変により引き起こされます（図 7.3～7.5，表 7.5～7.6 参照）。

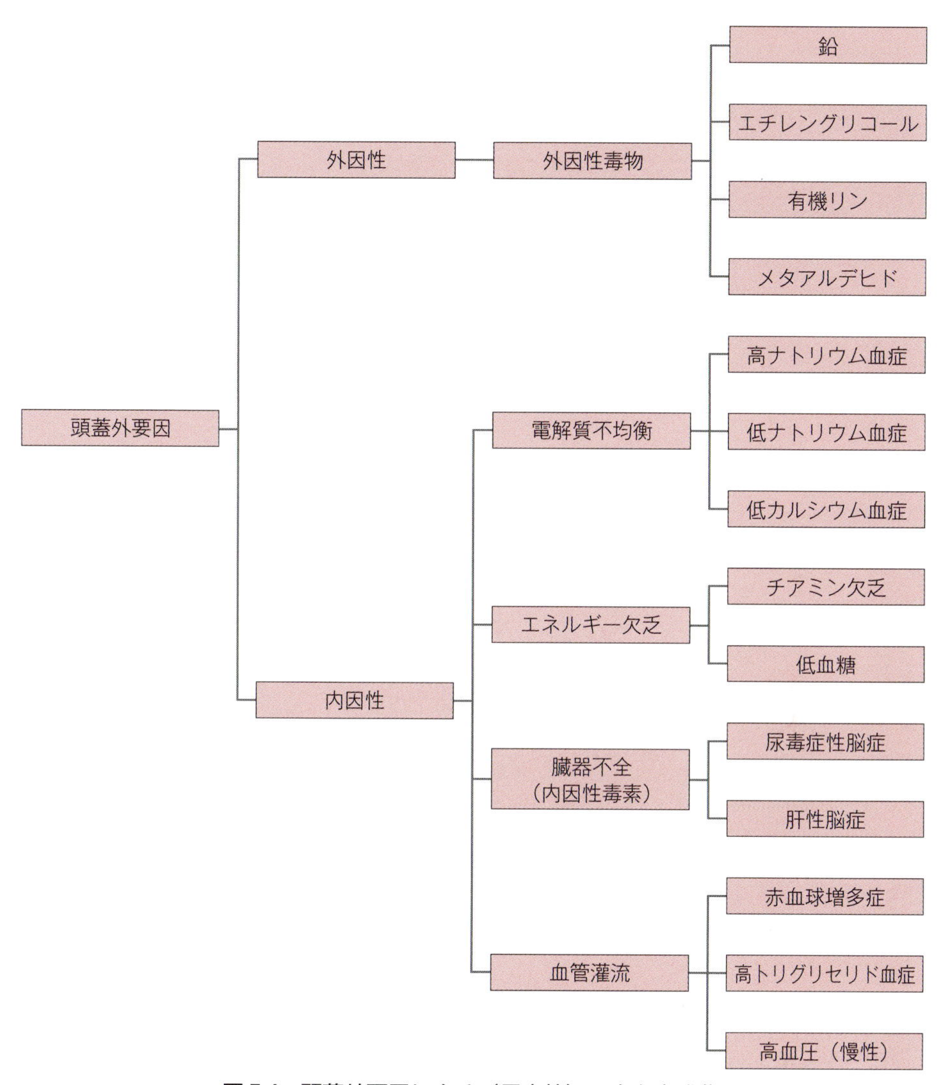

図 7.4　頭蓋外要因による（反応性）てんかん発作

頭蓋内要因

頭蓋内要因は，さらに以下のように分類できます。

- 機能的障害
  - 特発性または一次性てんかん（遺伝的要因が疑われる）

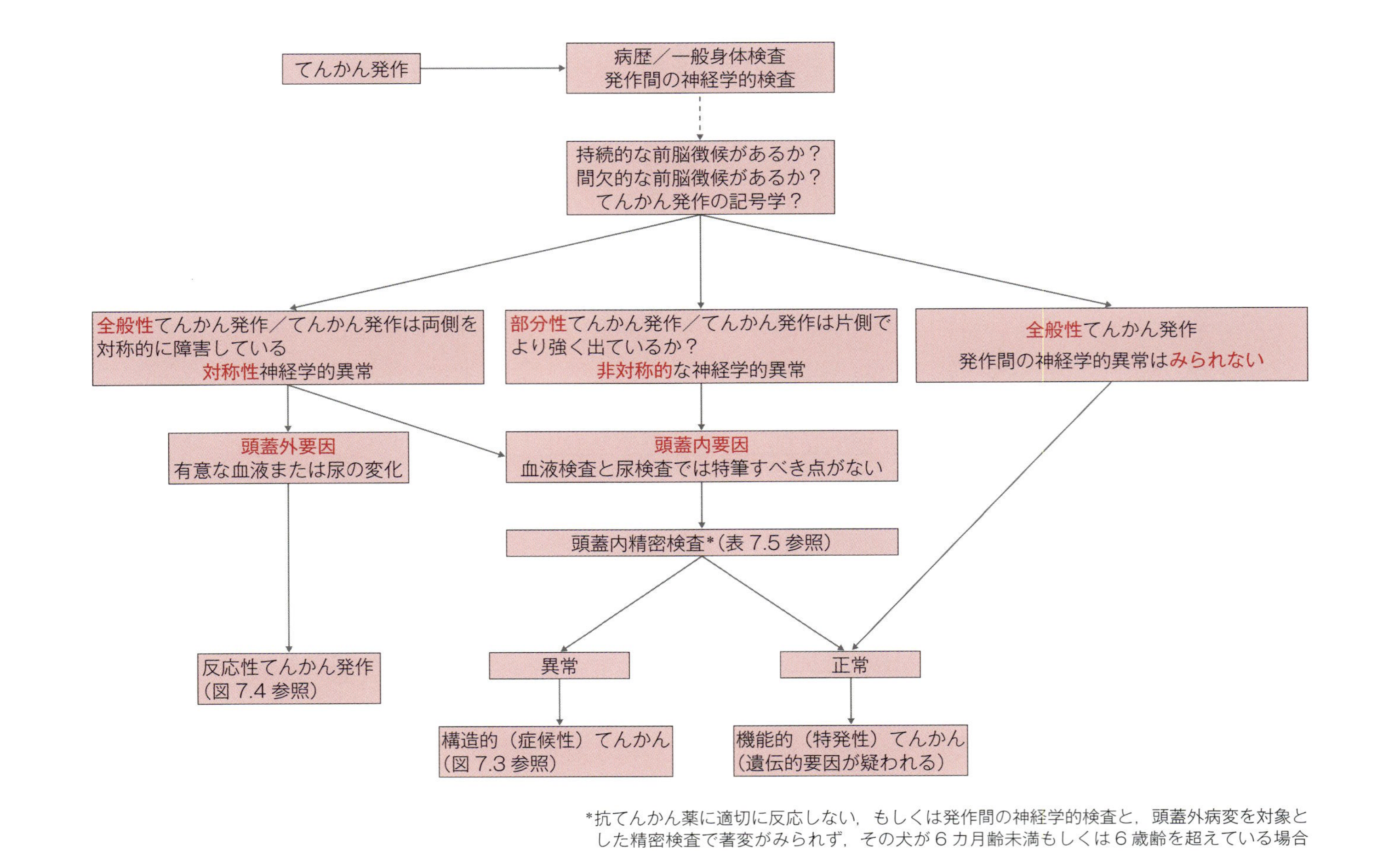

*抗てんかん薬に適切に反応しない，もしくは発作間の神経学的検査と，頭蓋外病変を対象とした精密検査で著変がみられず，その犬が６カ月齢未満もしくは６歳齢を超えている場合には，MRI を用いた画像診断と脳脊髄液検査を考慮する

図 7.5　病変部を同定するためのフローチャート

表 7.5 てんかん発作を呈する犬と猫で考慮すべき検査法

頭蓋内要因	頭蓋外要因
● 先進的画像診断 ○ MRI ○ CT ● 脳脊髄液分析 ○ 細胞診 ○ 蛋白質 ○ PCR（トキソプラズマ・ゴンディ，ネオスポラ・カニナム，犬ジステンパーウイルス，猫コロナウイルス） ● 脳波検査	● 血液学的検査 ● 血液生化学検査 ● 食前食後の胆汁酸値 ● 尿酸アンモニウム結晶（尿）／アンモニア（血液） ● 尿検査 ● 血圧／眼底検査 ● 血清学的検査／ PCR　例：トキソプラズマ・ゴンディ，ネオスポラ・カニナム，犬ジステンパー，FeLV ／ FIV，FIP，クリプトコッカス ● 遺伝子検査　例：*Epm2b*，*LGI2*，L2-ヒドロキシグルタル酸尿症，神経セロイドリポフスチン症 ● 血中鉛濃度

○ MRI 検査で脳に構造的な変化が何もみられない，もしくは肉眼的な病理検査で何も異常がみられない

○ 発作後の神経学的検査で著変がみられない

● 構造的障害

○ 構造的てんかん

○ 脳の肉眼的構造変化による非対称的な神経学的異常もしくはてんかんを生じている。例えば腫瘍，炎症／感染要因，血管障害，脳異常

○ その動物がてんかん発作間に完全に正常だとしても，頭蓋内病変を除外できない

○ 通常，それらの犬は抗てんかん薬療法に対して適切に反応しない

○ 小さすぎて，てんかん発作以外の神経学的機能異常を呈さない構造的病変，あるいは前脳の比較的“症状を呈さない”領域に存在する構造的病変の場合には，てんかん発作以外の徴候が起こらない

発作間の神経学的検査で非対称的な神経学的異常がみつかれば，頭蓋内に構造的脳

表 7.6　神経学的検査所見，てんかん発作の記号学，シグナルメントを参考にした鑑別診断リスト作成

鑑別診断	発作間の神経学的検査			てんかん発作のタイプ		年齢			品種
	正常	左右対称な異常	左右非対称な異常	左右対称性全般性発作	左右非対称*性部分発作	6カ月齢未満	6カ月齢～6歳齢	6歳齢以上	
変性性		×		×				×	×
部分的異常			×		×	×			
水頭症		×		×		×			
代謝性 (例：門脈体循環シャント)	(×)	×		×		×	(×)		
腫瘍			×		×		(×)	×	(×)
正中の腫瘍 (例：下垂体腫瘍)		×		×			(×)	×	(×)
栄養性		×		×		×	×	×	
炎症／感染			×		×		×	(×)	(×)
特発性てんかん	×			×			×	×^	×
毒素	(×)	×		×		×	×	×	
外傷			×		×	×	×	×	
血管性			×		×			×	

*てんかん部分発作から全般発作に二次的に移行することがある

^：遅発性

痛みを伴うことのある疾患は赤字で表記

疾患がみつかる可能性が有意に（25倍）高まります。また，対称的な異常，群発発作，部分発作（通常，非対称性）があっても，頭蓋内病変がみつかる可能性が高まります。年齢と品種を考慮すれば，鑑別診断リストを大幅に絞り込むことができます。神経学的検査はパワフルな道具なのです！　一部の動物ではてんかん発作に無関係の神経学的異常がみられることがあるので（例：慢性的な腰仙部疾患），症例を全体的にみるように心がけましょう。

全般性（対称性）てんかん発作は，特発性てんかん，代謝性要因，中毒性要因，変性性要因，水頭症でよくみられます。代謝性疾患と中毒性疾患では脳に対してびまん性，左右対称性の影響を及ぼす傾向があり，てんかん発作も全般性かつ左右対称性の症状を呈します。発作間に神経学的異常がないことと，臨床検査所見に乏しいことが，特発性てんかんの診断にあたって，最も重要な所見となります。品種（特にてんかん発作の家族歴がある場合）と発症年齢（6カ月齢〜6歳齢）を併せて考えれば，てんかん発作の原因が特発性てんかんによるものであると95%以上の確率で診断可能です。

多くの品種で，てんかん発作の素因が知られています。特発性てんかんの遺伝的要因，家族要因は様々な品種で分かっていて，例えば，ゴールデン・レトリーバー，ラブラドール・レトリーバー，オーストラリアン・シェパード，ジャーマン・シェパード，ベルジアン・シェパード（タービュレン），バーニーズ・マウンテン・ドッグ，ビーグル，アイリッシュ・ウルフハウンド，イングリッシュ・スプリンガー・スパニエル，キースホンド，ハンガリアン・ビズラ，スタンダード・プードル，ボーダー・コリー，ラゴット・ロマーニョーロといった犬種が挙げられます。特発性（遺伝性）てんかんの遺伝子検査が可能なのは，現在のところ，ラゴット・ロマーニョーロとベルジアン・タービュレンだけです。

頭蓋外要因

頭蓋外要因により中枢神経系の機能が損なわれ，反応性てんかん発作が生じることがあります。代謝性要因あるいは中毒性要因が解消されれば，てんかん発作は治まります。例えば，

- 脳への栄養素運搬減少
    - 例えば，グルコースとチアミン
- 血管機能の障害
    - 例えば，過粘稠度症候群（高トリグリセリド血症と赤血球増多症）や高血圧
- ニューロン内部環境の変化による機能の変化
    - 例えば，カルシウムやナトリウムのバランス失調
- 外因性もしくは内因性毒素への曝露
    - 例えば，メタアルデヒドや門脈体循環シャント

病歴と身体検査所見を併せて考えることで，さらに病変を特定していくことができます。頭蓋外代謝性疾患によるてんかん発作で，よく報告されている所見は以下のようなものです。

- 臨床症状の漸増または漸減（しばしば意識レベルの変化を伴う）
- 臨床症状と食事との時間的な相関性
- 消化器系の異常
- 食欲増加もしくは低下
- 異食症
- 流涎

頭蓋外病変では，てんかん発作以外の臨床症状が出ることも，出ないこともあります。副腎皮質機能低下症による高カリウム血症や，低カルシウム血症といった代謝異常では，消化器障害のような不調を伴うことが多いのですが，時折，犬でそうした疾患があるのにてんかん発作しか臨床症状がないという報告もされています。

低血糖ではしばしば，てんかん発作以外の臨床症状を示しません。低血糖を確認するのは難しいことがあります。血糖値が命に関わるレベルにまで低下すると，恒常性維持機構（アドレナリンとコルチゾール放出）によって一時的に血糖値が上昇するためです。てんかん発作の原因として代謝性要因を調べる際には，絶食時の血糖値を計測することが大切です。

獣医師は常に，飼い主に対して毒物を摂取した可能性がないか，確認するようにしましょう。血液検査で容易に同定できるのはほんの2〜3種類の中毒性物質だけで

一部の品種では，てんかん発作に関係する素因，遺伝的な易感受性，原因となる変異が知られています。例としては，
- *Epm2b* の変異によるラフォラ病，進行性ミオクローヌスてんかん発作が，ワイヤーヘアード・ダックスフンド，ビーグル，バセット・ハウンドで報告されています。
- スタッフォードシャー・ブル・テリアのL2-ヒドロキシグルタル酸尿症
- ボーダー・コリー，イングリッシュ・セター，オーストラリアン・シェパード，アメリカン・ブルドッグ，ダックスフンド，アメリカン・スタッフォードシャー・テリアとチベタン・テリアの神経セロイドリポフスチン沈着症
- ボクサーのグリア細胞腫
- 一部のテリア犬種にみられる病因不明の髄膜脳脊髄炎

す。そして毒物の分析をしてくれて，小動物へのガイダンスをしてくれる検査機関はほとんどありません。そのため，しっかりとした病歴聴取が重要なのです。てんかん発作を起こす中毒性物質のうち，よく報告されているのは，鉛，エチレングリコール，有機リン，メタアルデヒドです。

頭蓋外要因によるてんかん発作（代謝性もしくは中毒性）に対する検査方法の大部分は，一次診療施設でも実施可能なもの（詳細な病歴聴取，血液検査と尿検査，血圧測定，網膜検査［血管の蛇行や拡張，出血］による高血圧の徴候の検索，そして一次診療施設でも実施可能な超音波検査などの画像診断；表7.5参照）です。

頭蓋内病変を疑う場合には通常，先進的な画像診断装置（CTや可能ならMRI）と脳脊髄液の分析が様々な病因を鑑別するためには必要です。水頭症はしばしば，開存した泉門（先天的な水頭症に罹患した動物ではよくみられます）からの超音波検査により診断できます。多くの感染症は血清診断もしくはPCRにより検査可能です。

結論

失神，ナルコレプシー／カタプレキシー，疼痛，強迫行動障害，前庭発作，一部の運動障害，神経－筋脱力，てんかん発作，これらは発作性の症状であり，その臨床症状には共通点があります。しかし順を追ったアプローチをとることで，これらの症状

を鑑別できるだけでなく，さらに最もありうる診断に辿り着くことができるのです。

CHAPTER 8

くしゃみ，呼吸困難，咳，その他の呼吸器症状

この章では，呼吸器機能が損なわれた際に現れる様々な症状に対する，論理的なアプローチ法を説明します。

問題点を明確にする

呼吸器症状は通常，明確で，他臓器の臨床症状と紛らわしいことはありません。しかしいくつか例外はあります。咳の後の悪心（吐き気）をみた飼い主は，悪心が主な症状であると思って，嘔吐を主訴に受診してくることがあります（CHAPTER 2 参照)。

しかし呼吸器症状の考察を行う場合には，問題点を詳細に聴取することで，はっきりしてくるものです。例えば，くしゃみは通常，鼻漏を伴います。鼻漏の性状はどのようなものでしょうか？　呼吸困難と咳を呈している場合，咳をほとんど伴わない呼吸困難なのでしょうか？　それとも咳を伴う呼吸困難なのでしょうか？　それとも，呼吸困難はほとんどなくて，咳が主な症状なのでしょうか？　こうした疑問点を考え，問題点をより精確に突き止めることで，呼吸器を主に侵す疾患に対して論理的なアプローチがとれます。すると遭遇する疾患に対してさらに精確な説明ができ，効果的なマネジメントができるようになります。

器官を明確にする

くしゃみ，鼻漏，咳，呼吸困難，喀血に遭遇した際，「関与している器官は何か？」という質問の答えは明白です。呼吸器です。

呼吸機能を障害する病気としては，呼吸器の一次的な問題（例：鼻腔内腫瘍），他の器官の重篤な障害に起因する一次性の呼吸器障害（例：重度左心不全による肺水腫)，直接は呼吸器を侵害しないものの呼吸機能に影響する病気からくる二次性の呼

吸器障害（例：重度貧血のある動物でみられる呼吸促迫あるいは呼吸困難）があります。

くしゃみと鼻漏

局在を明確にする

くしゃみや鼻漏は，鼻腔，副鼻腔，咽頭部吻側，歯槽弓を障害する疾患の典型症状です。まれですがびらん性かつ進行した病変の場合，硬口蓋の病変からも鼻漏とくしゃみが出ることがあります。

臨床症状

鼻の疾患の臨床症状は主に，過度の鼻鳴や鼻漏を伴うくしゃみです。鼻漏の性状は多様で，様々な量の血を含んだり（鼻出血），片側性のことも，両側性のこともあります。鼻孔の潰瘍や表皮剥脱，上顎骨から副鼻腔へ鼻腔の側壁を貫通するような排液，あるいは鼻腔局所の過敏症は珍しい所見ですが，それらがあれば重要です。ごくまれに鼻腔周囲や隣接した骨のゆがみから，片側または両側の眼球突出として認められることもあります。前述したような症状のすべてが，一次性の，そして構造的な鼻腔疾患を強く示唆する所見です。小動物では時折，全身的な止血障害から鼻出血を起こしていることがあります。しかし，通常は獣医師が全身性疾患からくる二次的な呼吸器症状を疑診できるのは，他の器官に随伴症状がある場合と，呼吸器に関係する他の症状が欠けている場合です。一次性鼻疾患のある動物は通常，発咳や喘鳴を呈しません。犬では強制的に鼻呼吸させなければ有意な呼吸困難を起こすことはなく，これは睡眠時に口が閉じるような体勢で眠っているような場合に起こります。鼻腔が完全閉塞していて，外鼻孔で全く空気の出入りがないような場合でも，口を完全に閉じていなければ呼吸困難は起こりません。なぜなら鼻腔閉塞にすぐ順応して，口呼吸するようになるからです。

猫は口呼吸が非常に苦手なので，鼻腔閉塞するとある程度の呼吸困難を呈します。しかし鼻疾患がそこまで重症化すると，臨床像としては通常，鼻漏とくしゃみが目立つようなるため，鼻腔そして呼吸器が一次性に侵されていると着目できます。

診断方法

構造的な鼻漏のある動物では，以下のような診断方法を要することでしょう。

- 鼻腔，副鼻腔，中咽頭の画像診断。もしCTが撮影できるならば，診断の精度がかなり高まる。しかしCTが使えない場合には，通常のX線検査でも多くの症例で役に立つ
- 鼻鏡検査…順行性，逆行性の両方からの視認が必要
- 鼻腔生検

これらの手法の侵襲性と，しっかりとした不動化が必要なことを鑑みると，すべての検査を1回で実施し，何度も麻酔をかけないようにするのが現実的でしょう。

特定の状況では，別の診断方法が役立つことがあります。その主たるものが鼻腔クリプトコッカス症が疑われる動物における，クリプトコッカス抗原価の血清学的検査です。一般的に，鼻腔洗浄と通常の細菌培養検査の有用性は高くありません。なぜなら一次性細菌性炎症が鼻腔に生じる症例に遭遇することは，ほぼないからです。

病変を明確にする

鼻病変は，炎症性（感染性もしくは非感染性），腫瘍性，奇形のいずれかです。

炎症－感染性

一次性鼻疾患 vs 全身性感染症による鼻症状

全身感染症の一環として，鼻漏が生じることがあります。例えば，猫のカリシウイルス感染やヘルペスウイルス感染です。あるいは，一次性鼻疾患により鼻漏が生じる場合もあります。もし鼻漏が一次性鼻疾患によるものであれば，その問題が急性か慢性かを確認することが大切です。なぜなら急性疾患の多くが最小限の治療で軽快するからです。

もし慢性で膿性鼻漏が出ているならば，それは鼻腔に常在して粘膜のバリアの役割をしている細菌叢バランスが崩れた結果，細菌感染を起こしていることが原因です。

基礎疾患がなく，一次性に細菌性鼻炎を生じることは，犬と猫ではたとえあったとしてもまれです。通常は膿性鼻漏の原因は腫瘍，異物，真菌感染，あるいは歯根膿瘍が上顎洞に開口した結果，鼻腔へと排膿するか，あるいは鼻腔へ直接連絡して排膿しているために生じています。

真菌性鼻炎

真菌性鼻炎は通常，クリプトコッカス属，アスペルギルス属，ペニシリウム属の真菌感染により起こります。クリプトコッカス感染は猫で多くみられる一方で，アスペルギルス感染は通常，犬でみられます。

クリプトコッカス症

クリプトコッカス症は重要な疾患ですが，世界的にみて猫では比較的珍しい感染症です。本症は通常，クリプトコッカス・ネオフォルマンスの感染により起こります。クリプトコッカス・ネオフォルマンスは被包型の酵母で２つの生物型があります。クリプトコッカス－ネオフォルマンスと，クリプトコッカス－ガッティです。

地域によって分離される菌は異なります。例えば，オーストラリアでは，ニューサウスウェールズ州の猫からはクリプトコッカス－ネオフォルマンスがよく分離されます。一方，クリプトコッカス－ガッティはユーカリ・カマルドレンシスの花粉飛散と関連しており，オーストラリアの南部と西部でよくみられます。

感染は通常，鼻腔に生じます。皮膚，皮下組織，中枢神経系も感染好発部位とされています。しかし，クリプトコッカス症の動物の大部分では，鼻症状が主な臨床症状です。

大部分において，診断は外鼻孔からの鼻腔スワブ検査により可能です。スワブ検査では通常，多数の被包型酵母様微生物がみつかり，これはほとんどの染色法で容易に検出できます。しかし非特異的ラテックス－クリプトコッカス抗原凝集力価試験（LCAT）を実施することで，診断だけでなく，治療効果判定の一助となります。

アスペルギルス症とペニシリウム症

アスペルギルス症とペニシリウム症は，主に犬でみられる感染症です。大部分の罹患動物は7歳齢以下であり，短頭種が罹患することはまれです。大部分の症例において，感染は鼻腔内に限局的に起こります。真菌により血管炎が起こり，二次的な虚血壊死が生じやすいことから，これらの真菌感染により鼻甲介と鼻中隔の破壊が起きる傾向にあります。

最も好発する臨床症状としては，慢性，大量，血液膿性の鼻漏と，くしゃみ，鼻出血です。鼻漏の重篤度が，本症と鼻腔内腫瘍を鑑別する一助になります。鼻腔内腫瘍では鼻漏や出血量は少なく，非出血性の鼻漏が出ていた前駆期間がより長い傾向にあります。外鼻孔の潰瘍もしくは表皮剥脱による外鼻腔，口，鼻梁部，顔面周辺の不快感がよくみられます。これらの表面的異常は，鼻腔内腫瘍ではあまり起こりません。

アスペルギルス症，もしくはペニシリウム症の診断は，2つ以上の別個の手法を用いて行い，偽陽性や偽陰性を回避しましょう。画像診断は通常，最も効果的な手法です。鼻甲介パターンの喪失と，全体的な透過性亢進は，アスペルギルス症やペニシリウム症による鼻甲介壊死でみられる所見です。鼻腔内腫瘍でも鼻甲介破壊が生じますが，軟部組織の増生と滲出液により，不透過性の亢進と微細な鼻甲介構造の喪失がみられます。

鼻鏡検査では通常，真菌コロニーが視認できます。鼻鏡検査は特に，アスペルギルス症やペニシリウム症で有用です。これは，両症では鼻甲介と血管の破壊により大きな非出血性スペースが形成されているためです。真菌コロニーは緑がかった白色の斑として鼻甲介粘膜上に形成されており，培養検査や細胞診のための生検が容易に行えます。

私見としては，血清学的診断は感度，特異度ともに低い（それぞれ，多数の偽陰性と偽陽性が出てしまう）ため，通常は役に立ちません。血清診断を行う場合には，必ず画像診断と鼻鏡検査の結果を照らし合わせて解釈する必要があります。

非感染性炎症性要因

非感染性炎症性要因によるくしゃみと鼻漏は，犬と猫では珍しくありません。リンパ球－プラズマ細胞性鼻炎とアレルギー性鼻炎は確定診断が困難であり，通常，診断をつけるには，最小限の構造的変化しか起きておらず，腫瘤病変がなく，他に亜急性無菌性炎症の説明がつかない症例に対して，鼻粘膜の生検を行って単核細胞浸潤があることを証明することで行います。

鼻咽頭ポリープ

鼻咽頭ポリープは，主に子猫と若齢猫で報告されている，良性の新生物です。一般的な臨床症状は，上部気道閉塞，呼吸雑音，漿液性から粘液膿性の鼻漏です。

腫瘍

各種の腫瘍性疾患により，鼻漏が起こることがあります。そうした腫瘍には，扁平上皮癌，線維肉腫，リンパ腫，様々な腺癌が含まれます。犬と猫では，大部分の鼻腔内腫瘍は悪性であり，予後は不良です（おそらく例外は猫の鼻腔内リンパ腫）。

咳をほとんど伴わない呼吸困難

局在を明確にする

咳をほとんど伴わず呼吸困難のある動物には，明らかに呼吸機能障害があります。ですから，「どの器官が関係しているか？」という質問に対する答えは，呼吸器系であることは間違いありません。「呼吸器系のどの部分か？」という質問に対する答えはもう少し難解ですが，通常は以下の２つの大きな区分のどちらかに収まることでしょう。喉頭機能障害による咳をほとんど伴わない呼吸困難，または各種の胸腔内疾患による咳をほとんど伴わない呼吸困難です。覚えておいていただきたいのは，気管疾患が主である動物が，呼吸困難を主訴に受診することは非常に珍しいということです。

- 咳をほとんど伴わない呼吸困難は，喉頭の疾患もしくは各種の胸腔内疾患を示唆する
- 喉頭機能障害のある動物では主に吸気困難があり，そして二次的な気道刺激がない限りはほとんど咳をしない
- 各種の胸腔内疾患のある動物では，呼気困難を呈する傾向にある

最も効率的に検査を進めていくためには，まずは呼吸器病変がこの２つの大区分のいずれにあるかを鑑別しておくことが必要です。この鑑別をつける一番の方法は，少なくとも初動段階では，聴診です。呼吸音が最大に聴取できる箇所をみつけることで，しばしば呼吸困難の原因が喉頭部なのか，胸腔内なのかを鑑別できます。さらに，喉頭機能障害があれば，喘鳴音（吸気時に聞こえる高音）や発声障害，時には嚥下困難がみられることがあります。

喉頭機能障害を起こす疾患の病期が進むと，重度障害例ではチアノーゼと呼吸促迫が生じることがあります。呼吸促迫は，上部気道閉塞の結果，起こります。典型的には，呼吸促迫が起きるのは吸気時です。気道内圧が陰圧となることで，周辺組織が気道内腔へと吸い寄せられてしまうからです。呼気はしばしば，迅速かつ努力不要で可能です。

咳をほとんど伴わず呼吸困難を起こす喉頭機能障害

一次性喉頭機能障害が疑われる症例では，咽頭後部と喉頭の徹底した検査が必要となります（喉頭鏡検査)。喉頭鏡検査を行うことで，咽頭と喉頭を視認でき，披裂軟骨と声帯の構造異常と機能異常を評価できます。機能異常を評価するために，喉頭機能を阻害しない麻酔方法を用いて不動化することが不可欠です。

適切な鎮静法

一般に，低用量（2～4 mg/kg）のプロポフォールを効果が出るまで投与することで，麻酔による「興奮」を回避でき，目的の領域を徹底的に検査する準備が整います。喉頭鏡と，小型の硬性内視鏡を両方用いることで，喉頭部の照射と視認がしやす

くなります。動物を伏臥位に固定することで，体位による左右非対称が生じるのを最小限にできます。

興味深いことに，近年の研究でチオペンタールを用いた軽度の麻酔が，プロポフォール（アセプロマジンあり／なしともに）や，ケタミンの静注とジアゼパムの静注よりも優れていることが示されました。これらの麻酔薬のすべてが，吸気時の披裂軟骨の動きに影響するからです。その研究ではビデオ内視鏡を使用していて，喉頭を直接視認するよりも深い麻酔が必要でした。麻酔が浅ければ，麻酔薬の効果はより少なく，当然ながらチオペンタールを使用することで麻酔による興奮が起きるリスクは増大します。

喉頭機能を評価したら，麻酔を深くして咽頭後部と喉頭の構造的異常や，異物や腫瘍がないかを調べ，さらに状況によって組織検査のサンプルを採取します。

二次的変化

覚えておくべきことは，上部気道閉塞が長期化していると，陰圧が強まることで軟部組織が管腔内へ「引きこまれて」いるということです。喉頭小囊の反転，軟口蓋の肥厚と過長，咽喉頭の粘膜炎症と肥厚が起こります。喉頭軟骨は脆弱化して変形し，重症例では内側に虚脱し，様々な程度で空気の通りを妨げます。

病変を明確にする

小動物の臨床現場で遭遇する喉頭機能不全は，以下の病態から大まかに分類できます。

- 炎症
- 奇形
- 変性
- 腫瘍
- 不全麻痺

咳をほとんど伴わない胸腔内疾患による呼吸困難

呼吸困難があるものの，咳はほとんどないか全くなく，喉頭機能も聴診上も正常そうであるならば，各種の胸腔内疾患を考慮しなくてはいけません。特に，以下のような疾患の可能性が高いでしょう。

- 胸腔内の占拠性病変
- 狭窄型気管支炎
- 各種の心疾患

胸腔内疾患のある動物では，論理的に問題点を追求するにあたって，聴診が特に役に立ちます。胸腔の聴診から最大限の恩恵を得るためには，いかにして聴取可能な呼吸音が生み出されるかを知っておくとよいでしょう。

正常な肺音

正常では，胸部聴診により気管支と肺胞の音が聴取されます。気管支音は管腔音で，気管で聴取される音に似ています。そして肺門部でよく聞こえます。肺胞音は「木々の間を風が通る音」に例えられ，より柔らかい音で，末梢側で聴取されます。

異常な肺音

異常な肺音では気管支音と肺胞音が増強され，「湿性ラ音」あるいは「喘鳴音」として聴取されます。

- 湿性ラ音は音楽的ではない，非連続的な雑音で，セロハンをくしゃくしゃにする音や，泡が弾ける音に似ている。湿性ラ音は通常，気道内に比較的粘性のある液体が存在していると生じる
- 喘鳴音はより音楽的な音で，連続的な高音の，笛のような音である。喘鳴音がする場合に示唆されるのは，気道径が狭まっていることであり，原因として滲出物などが過剰に存在していること，気道壁の肥厚，活動性気管支収縮，あるいは気道伸展性の増加の結果，胸腔内圧が上昇して（例：呼気時）気道が虚脱することが挙げられる

前述したように，異常な胸部呼吸音は主に気道内の乱流により生じています。咳を

ほとんど伴わず呼吸困難を呈した動物で，比較的正常な喉頭音が聴取される場合には，胸部の聴診を行うことで，問題を起こしている胸腔内疾患を，大きく3つに分類するのに非常に役立つでしょう。

胸腔内占拠性病変

胸腔内占拠性病変としては，空気，液体，正常臓器の変位，異常組織が有意な量存在していることがあります。呼吸音が小さく，あまり聴取されない場合には，胸腔内に占拠性病変があるかもしれないと疑いましょう。呼吸困難のある動物ではそのコントラストが明瞭になります。気道を通じる空気の量と流速が増加している箇所では，呼吸音が増強します。

臨床的に有意な量の胸腔内貯留物が存在する場合には，胸壁の動きは増大しても，肺は正常に拡張することができず，換気量も換気速度も低下します。そのため，肺と（より厳密にいえば「音を生じている気管支」と）胸壁との距離が離れることが合わさって，胸部聴診の際の呼吸音減弱が起こります。

診断手順

胸腔内滲出液が疑われる動物では，胸部のX線またはCTと超音波検査によって滲出液貯留の程度，そして軟部組織腫瘤が胸腔内に存在しているかを確認する必要があります。胸腔内に軟部組織がみつかったなら，可能な限り針生検を実施して，さらなる評価を行います。

胸腔内貯留液の性状と病因を探るためには，胸腔穿刺も有用な方法です。しかし覚えておくべきことは，いかなる種類の胸腔内貯留液であっても異様な反応性中皮細胞が形成されることがあり，それを未分化な腫瘍細胞だと間違える恐れがあることです。

胸腔内貯留液を抜去すべきか？

一部の重症例では，胸腔内貯留液を抜去することが重要です。胸部超音波検査を実施してから，抜去を考慮しましょう。貯留液抜去を行うことで，胸腔内構造物のX線像が明瞭になるでしょう。多量の胸水が貯留している場合には，胸腔ドレーンを設置すると簡便かつ完全に貯留液を抜去できます。

病変を明確にする

胸腔内占拠性病変は，様々な液体（血液，乳び，漏出液，滲出液など），正常な組織が偏位したもの，腫瘍などの異常な組織，から成り立っています。貯留液の性状から原因が明らかになる場合があります。

- 炎症性滲出液は一次性の炎症を示唆する
- 漏出液が示唆するのは，全身的な静脈圧の亢進や，膠質浸透圧の低下である。しかし膠質浸透圧の低下がある場合には通常，全身性の浮腫が生じる
- 乳び滲出がある場合にも，全身性の静脈圧亢進あるいは何らかの原因による胸腔内リンパ液灌流障害が示唆される
  - ○犬では他の動物種と同様に，心不全により静脈圧亢進が起こる。これは右心房圧上昇と右心不全によるものである
  - ○猫では心不全による胸部静脈圧亢進から漏出液と乳び漏出がみられる場合，原因は左心房圧上昇である
- 出血性胸腔内滲出液は通常，腫瘍もしくは最近起こった外傷を示唆する

細胞診と貯留液分析は，胸腔内滲出液の原因を探るのに有用な方法ですが，胸腔内に偏位した正常構造があるか，もしくは単に異常な構造物が存在しているかを明らかにするには，胸部超音波検査が最も役立つ検査方法でしょう。特に胸水滲出がある場合には，音響窓が増えるため，これが当てはまります。

狭窄型気管支炎

病変を明確にする

多くの気管支疾患により，様々な程度の発咳が起こりますが，咳を伴わず呼吸困難に至るものはほとんどありません。この原則の例外の1つが，細気管支の気管支痙攣を伴う疾患です。気管支系全体の内径が減少するため，罹患動物では呼吸困難が目立つようになります。そして気管支痙攣の原因が滲出性反応を起こさない場合，咳はほとんど起こりません。気管支内径狭小化による乱流のため，罹患動物では気道音が非

常に強まり，その結果，胸部呼吸音が増強し，しばしば胸部全体で聴取可能になります。

気管支樹全体の内径狭小化において，圧倒的に多い原因は，様々な炎症性サイトカインの放出による狭窄型炎症であり，その結果，気管支収縮が引き起こされます。興味深いことに，本症はほぼ猫だけでみられ，犬ではみられません。なぜなら犬では，一般的に，気道炎症に対して「気管支収縮を起こすサイトカイン」が放出されないからです。そのため，気管支炎のある犬の大部分では気管支狭窄が起こることがなく，咳をほとんど伴わない呼吸困難を呈することもないのです。

診断手順

有用な診断手順は，以下の通りです。

- 胸部画像診断：胸部 X 線検査と CT 検査が含まれる。しかし気管支疾患による咳をほとんど伴わない呼吸困難では，主に狭窄型炎症が生じるものの滲出液はほとんど生じないため，胸部は画像診断装置の種類によらず正常に映る傾向にある。実際に，標準的な胸部 X 線検査では，肺全体の過膨張のために気道を確認するのは困難である。しかし胸部 X 線像が正常な猫で，咳をほとんど伴わない呼吸困難があり，喉頭と心音の聴診が正常であり，胸部全体で呼吸音が増強しているならば，狭窄型気管支炎が強く示唆される
- 経気道吸引
- 気管支洗浄／気管支肺胞洗浄
- 血液学的検査

各種心疾患

咳をほとんど伴わない呼吸困難が，心機能不全によるものである場合，心臓の異常も検出可能です。

以下のような所見がみられます。

- 心拍の触診上あるいは聴診上の変化
- 脈拍の減弱

- 頻脈性不整脈
- 弁膜症，大動脈狭窄と一致する心雑音，左右短絡を示唆する雑音

これらの心機能不全の所見を裏付けるものとして，心臓超音波検査上での構造的異常や，各種の神経ペプチドの血中濃度測定があります。後者は心不全から二次的に呼吸器障害が起きている動物では上昇している傾向がありますが，心不全が原因ではない呼吸器障害では上昇していません。

発咳

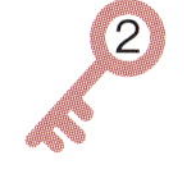

器管を明確にする

咳は強制的かつ努力性の呼気排出であり，まずは閉鎖している声門が開放されるとともに，肺から空気が喉頭と口へ向けて爆発的に放出されます。一般的には咳に先行して吸気量の増加があり，呼吸筋がより強く機能しやすくなっています。声門が閉鎖することで気道内圧は 40 kPa にも上昇します。咳が頻発すれば，静脈還流量が有意に低下し，そして一般的ではありませんが時には失神に至ることもあります。

咳嗽反射は，主に気管と主気管支に分布している機械受容体への刺激により開始されます。受容体を活性化させるのは，粘膜刺激，塵埃，異物，化学的刺激，そして急速な，もしくは大きな気道内径の変化です。

咳をしている動物において，「どの器官が関与しているか？」という質問に対する答えは，明らかに呼吸器系に決まっています。とりわけ小動物臨床で覚えておくべき重要な点は，成犬では僧帽弁粘液腫様変性（MMVD）がよくあるということです。前述したように，特定の問題は，単一の疾患に起因する傾向があります。ですから，咳をしている犬に僧帽弁粘液腫様変性がみつかったら，咳は心疾患からくる症状であると推測できます。しかし，僧帽弁粘液腫様変性に罹患した犬の多くは，心雑音により弁膜機能異常がみつかってから臨床症状が発現するまでに長い時間がかかります。言い換えると，2 つの異常所見を単一の疾患で説明するのは魅力的ですが，この場合必ずしも適切とはいえず，病歴と身体検査のあらゆる側面から評価を行うことが不可欠です。

おそらく，問題点に迫るもっと論理的な方法は以下の通りです。発咳は，呼吸器疾患の症状です。呼吸器疾患の一因として，僧帽弁粘液腫様変性による左心不全からくる肺うっ血があります。しかし僧帽弁粘液腫様変性が心不全を起こし，その結果，肺うっ血と肺水腫を生じて発咳に至るような場合，ある程度のレベルの心不全と，それに対する代償機構の漸増が起こります。すなわち交感神経系とレニン－アンギオテンシン系の活性化です。前者はもちろん，身体検査で容易に発見できます。そのため，代償機構の徴候がみつからなければ（例：頻脈がみられない，洞性不整脈がある），その咳は僧帽弁粘液腫様変性からくるものではないと推測されます。

発咳があれば呼吸器が関与していることは明らかですが，論理的にアプローチするための次のステップである，「呼吸器系のどの部分が関与しているか？」という質問に答えるためには，発咳のある動物を呼吸困難を呈しているものと，呼吸困難がほとんどない，あるいは重度ではないものに分類することが，大いに役立ちます。

呼吸困難がほとんどない発咳

局在を明確にする

呼吸困難がほとんどない発咳は，通常，気道もしくは大気管支の疾患に関連しています。それらの構造物の疾患ではしばしば，粗い「刻むような」咳をします。そしてしばしば発作的に起こり，悪心が続きます。気管支疾患が存在する場合，胸部聴診では必ず聴取可能な喘鳴音と湿性ラ音が聴取されます。さらに重症な領域では通常，より雑音が増強されて聞こえます。

気管と大気管支を障害する多くの疾患では，呼吸困難が起こりません。これらの比較的，内腔が広い気道では，閉塞が生じにくからです。まれながら１つ例外があり，それは気管低形成です。本症は遺伝性の気管奇形であり，有意な気管狭窄が，通常は胸郭入り口から胸腔内気管頭側にかけて様々な程度に生じます。内径の減少は重篤であり，多くの症例では，多かれ少なかれ呼吸困難に至ります。本疾患は珍しい疾患であり，短頭種とローデシアン・リッジバックで報告の多い疾患です。

呼吸困難をほとんど伴わない発咳の症例で，気管支樹が関与している場合，気管支系全体で狭小化はごく軽度である可能性が高くなります。さらに，気管支疾患は発咳を起こすものの呼吸困難はほとんど起こさない一方で，特定の気管支疾患では発咳に加えて呼吸困難が起こる，あるいは前述のように咳をほとんど伴わずに呼吸困難を起こす傾向があります。特に猫では，各種の過敏症による気道の炎症で，様々な程度の気管支痙攣が起こり，通常は呼気時に呼吸困難を呈します。

言い換えれば，病変や病理のタイプにより，気管支疾患は発咳が主徴であることも，呼吸困難が主徴であることも，両者を呈することもあるのです。

病変を明確にする

前述のように，気管と大気管支の疾患では通常，呼吸困難をほとんど伴わない発咳が起こります。さらに，これらの構造物の疾患ではしばしば粗い「刻むような咳」が生じ，しばしば発作的に起こって，悪心を伴います。

呼吸困難をほとんど伴わない発咳は，気管が関与していることを示唆しており，そして内径狭窄がない，もしくはほとんどない気管支疾患の可能性もあります。

気管と気管支を障害し，呼吸困難をほとんど伴わない発咳を生じる病変のタイプで最も多いものは，以下の通りです。

- 奇形：気管支拡張症や線毛運動障害など
- 滲出性炎症
  - 炎症により様々な程度の滲出が起こる。すると気道にある発咳受容器が刺激される
- 気管と気管支を支持している軟骨の変性性疾患により軟骨軟化症（気管虚脱，気管支虚脱）が起こり，すると気道の開存性を保つことができず，隣接する内腔粘膜同士が接触するために，刺激されやすくなる。感受性は様々だが，この場合，呼吸困難をほとんど伴わない発咳が生じる傾向にある
- 腫瘍
  - 空気の通過障害と局所粘膜のびらんのいずれもが，発咳受容器を刺激する。気管支腫瘍はその気管支を閉塞するが，気管支系全体の内径は疾患の後期にならなければ障害されることはなく，そのため罹患動物は最初はほとんど呼吸困難

を伴わず発咳だけを呈している

診断手順

呼吸困難をほとんど伴わない発咳のある動物では，気管気管支疾患である可能性が高く，通常は機能障害の評価と分類のためには様々な診断ステップを踏まなければなりません。例外としては，よく目にする一般的な，治療なしでも軽快する犬の気管気管支疾患，感染性気管気管支炎があります。本症では病歴と身体検査所見が特に特徴的であり，治療せずとも軽快することから，「支持療法で経過観察する」アプローチをとることが許されるでしょう。

有用な診断方法には以下のようなものがあります。

- 胸部画像診断
  - 胸部X線検査やCT検査
  - 気管を侵す一般的な疾患では，通常の画像診断で可視化されることはほとんどないが，微細な気道構造の不透過性亢進所見がみられることがある（気管支パターン）。しかし必ずしも明瞭ではない。実際，呼吸困難をほとんど伴わない発咳は大気道の機能的変化の結果として生じているため，気道の動的評価が必要となる場合がある。そのためX線蛍光透視法（シネラジオグラフィー）を診断に使えるのが理想的である
- 気管鏡／気管支鏡
  - 特に，X線蛍光透視法が利用できない場合に
- 罹患気道の細胞診
  - 多くの疾患で，診断には経気管吸引液，気管支洗浄液，気管支肺胞洗浄液を材料とした細胞診が必要

呼吸困難を伴う咳

局在を明確にする

呼吸困難を伴う咳で最も多いのは，肺実質病変，あるいは前述のような特定の気管

支疾患です。呼吸困難が吸気時に起きやすい喉頭疾患とは対称的に，気管支肺胞疾患による呼吸困難が最も明瞭なのは呼気時，あるいは吸気時と呼気時の全体を通してです。

発咳と呼吸困難を起こす気管支肺胞疾患では，同時に過剰な液体が呼吸器系に存在する傾向があります。この液体増加により，湿性咳嗽が生じる傾向にあります。湿性咳嗽では，気道から生じた粘液，滲出液，肺水腫による液体や血液が口腔へと運ばれることで「湿った」音が生じます。

通常，罹患動物は分かりやすく分泌物を飲み込む動作をしています。まれに痰が生じて嘔吐と間違われることがあります。さらに，滲出物が存在する結果として生じる気道内径の変化によって，呼吸が努力性となり，そして前述のように胸部の呼吸音増強が起こります。

気管支もしくは肺実質に疾患がある結果，発咳と呼吸困難が起きている動物のほぼ全頭で，慎重かつ徹底的に胸部聴診をすると異常が聴取される。

呼吸困難を伴う咳がある動物では通常，気管支肺胞疾患をさらに解明するために以下のような診断手順を複数組み合わせる必要があります。

- X 線もしくは理想的には CT による胸部画像診断
- 気管支洗浄
- 経気管洗浄
- 経胸壁肺吸引
- 肺の寄生虫性疾患に対する「全身的な」検査
- 動脈血液ガス分析
- 犬糸状虫の血液検査や住血線虫幼虫の糞便検査といった感染性要因を調べるサンプル採取
- 心疾患による異常の疑いがある場合には，N 末端プロ B 型利尿ペプチド（NT-pro-BNP）を測定するためのサンプル採取
- 胸腔鏡検査もしくは開胸下での肺生検

上述の検査方法のうち，どれを選択するかは，可能性の高い病因や典型的な病態的

転機次第です。

病変を明確にする

肺実質に影響する病態には，以下のようなものがあります。

- 炎症：感染性ものと，非感染性のものがある
- 血栓塞栓症：犬糸状虫症で起こるような一次性の肺動脈疾患，びまん性炎症のように全身性疾患により二次的に凝固亢進状態になる場合，蛋白漏出性腎症のように線溶系物質が減少する疾患
- 肺うっ血と肺水腫：最も多い原因は左心不全
- 腫瘍
- 変性性線維症：本症は現在のところ原因不明
- 肺気腫：一般に，慢性気道虚脱性疾患，あるいは重度の変性性疾患の結果生じる

炎症性肺実質病変

炎症性肺実質病変は，感染性と非感染性（免疫介在性）に分類されます。肺実質に炎症を起こしている原因を突き止める必要があります。なぜなら各種の免疫介在性炎症疾患と，感染性疾患とでは治療法が全く異なるためです。

感染性要因

感染性肺実質疾患の要因には以下のようなものがあります。

- ウイルス性
  - いくつかのウイルスが下部気道に感染する。しかしウイルス性肺炎が主な臨床症状となることはまれである
  - 時折，猫コロナウイルス感染の主な症状が肺症状であることがある。しかし徹底した検査を行えば通常は多臓器に病気の徴候がみつかる。猫カリシウイルスとヘルペスウイルスが肺の炎症に関与することはまれである
- 細菌性
  - 多数の細菌が肺に感染する

- ○一般的にグラム陰性通性嫌気性桿菌と消化管由来嫌気性菌が主である
- ○細菌性肺炎は通常，咽頭食道機能を変化させるような基礎疾患，あるいは持続的な嘔吐，免疫不全，気管支拡張症などの呼吸器の機能的／構造的異常，線毛運動障害，血栓塞栓症，腫瘍，あるいは異物などと関係していることは覚えておくべきである
- ○頻繁に分離される菌としては，パスツレラ属，クレブシエラ属，大腸菌，シュードモナス属，スタフィロコッカス属，ストレプトコッカス属がある

- 真菌性
  - ○真菌性肺炎は，北米の特定の地域を除いては，一般的ではない。そして肺実質病変の症状だけを呈することはまれである
  - ○ほとんどの症例では，多臓器疾患の徴候を呈する
  - ○時折，免疫不全の個体ではクリプトコッカス症やニューモシスチス症のような比較的，病原性の低い様々な病原体に対して易感染性を示すことがある
- 寄生虫性
  - ○世界の多くの地域で，寄生虫性肺炎を起こす原因として最も多いのは犬糸状虫症であり，好酸球性間質性肺炎が生じる
  - ○犬糸状虫症から好酸球性間質性肺炎が起こるのはおそらく，抗体依存的に白血球がミクロフィラリアに付着するためで，それが肺胞毛細血管に閉じ込められて，肺細網内皮系により除去される。すると肉芽腫性炎症が起こり，無菌性免疫介在性好酸球性間質性肺炎に似た状態となったり，あるいは進行して広範囲の肺肉芽腫となり，通常は顕著な肺門リンパ節腫大を伴う
  - ○肺病変を起こすその他の寄生虫としては，猫肺虫（*Aelurostrongylus abstrusus*）（猫）や住血線虫（*Angiostrongylus vasorum*）がある
  - ○英国と欧州で最も多い寄生虫性肺炎の原因は，おそらく住血線虫属の *Angiostrongylus vasorum* である。この寄生虫感染により様々な肺炎が起こるだけでなく，原因不明の有意な凝固障害が起こりうる

診断手順

有用な診断手順には以下のようなものがあります。

- 胸部画像診断
  - 胸部 X 線検査や CT 検査
  - 大部分の感染性炎症性疾患により，滲出性炎症もしくは肉芽腫性炎症が起こり，それぞれ肺実質の肺胞パターンもしくは結節パターンの不透過性亢進像を呈する
  - パターンのタイプ，そしてその分布により問題の原因が分かることがある。例えば，右肺尖部への気管支は上部に開口しているために，口腔／胃内容物吸引の影響は右肺前葉に多く現れる
  - 異物の吸引によりかなり重度の，比較的，境界明瞭な不透過性亢進領域と，明瞭な肺胞パターンが形成される
- 経気道吸引あるいは気管支洗浄液の細胞診および培養検査
  - 多くの症例で，麻酔をかけなくとも経気道吸引から確定診断がつけられる
  - 培養のためのサンプル採取は通常，抗菌薬治療を開始する前に行う
- 血液学的検査
  - 末梢血白血球像は炎症を反映しているが，白血球像が正常だからといって敗血症性肺炎は除外できない

非感染性肺実質炎症

非感染性の炎症性気管支肺疾患は通常，その動物の免疫系による一次的な疾患ですが，素因はよく解明されていません。一般的に，そうした疾患の症状は滲出性気管支肺炎あるいは肉芽腫性気管支肺炎であり，滲出性気管支肺炎の方がはるかに多くみられます。

滲出性疾患により，好酸球が豊富な無菌性肺浸潤が生じる傾向がありますが，必発ではありません。おそらくは様々な肺の過敏性疾患を反映しているのでしょう。刺激物質の同定はしばしば困難ですが，肺の寄生虫感染が原因とみなされる場合が多くあります。あらゆる年齢の犬と猫が罹患しますが，通常は全身症状は軽度もしくは全く

ありません。

肉芽腫性疾患では複数の結節性炎症病変が形成され，肺構造が破壊されます。こうした免疫介在性の気管支肺炎を表すのに，「リンパ腫様肉芽腫症」という病名が使われます。

診断手順

有用な診断手順には以下のようなものがあります。

- 胸部画像診断
    - 胸部 X 線検査や CT 検査
    - X 線像は感染症による炎症性変化と同一にみえることがあるため，画像からはその炎症が一次性の免疫介在性疾患なのか，それとも感染症によるものなのか判別できることはまれである
    - 免疫介在性の病態により，通常は肺実質の不透過性亢進が生じ，すなわち間質パターンか，あるいは肺胞パターンと間質パターンの混合型がみられる
    - 肉芽腫性免疫介在性気管支肺疾患の特徴は，巨大な結節性陰影が肺実質全体にみえることである
    - 肺門リンパ節の腫脹は，重症例でしばしばみられる
- 経気道吸引や気管支洗浄液の細胞診と培養検査：
    - 時折，細胞診から非感染性要因が強く示唆されることがある。特に多数の好酸球がみられる場合である。一方で肉芽腫性の場合には多数のリンパ球とプラズマ細胞が出現し，好酸球数は多くない
    - 結果として，リンパ腫様肉芽腫症と肺腫瘍，真菌性肺炎，さらには非典型的細菌性肺炎を鑑別することは容易ではない。診断には結節の組織生検が必要だが，そのためには X 線蛍光透視法を用いた針生検，もしくは胸腔鏡ないし開胸下での採材が必要である
    - もちろん得られたサンプルは，細胞内細菌がみられない無菌的なものであることも，あるいは寄生虫の存在が洗浄液もしくは血清学的診断や糞便検査から示唆される場合もある

血栓塞栓性肺実質疾患

血栓塞栓症は通常，肺以外の臓器の疾患の結果として生じるものです。循環する塞栓子としては，細菌，脂肪，空気，寄生虫などがあり，そうした体のどこかに由来する循環血液中の塞栓子の一部が肺胞血管系に引っかかるのです。

血栓は以下のような状況で血管内で形成されます。

- 静脈うっ血
- 血液乱流
- 血管内皮傷害
- 全身的な凝固亢進

血栓は通常，形成されるとすぐに分解されますが，このバランスが様々な疾患により崩れます。血栓塞栓症に関係する好発疾患は，以下のようなものです。

- 犬糸状虫症
- 高脂血症
- 副腎皮質機能亢進症
- 甲状腺機能低下症
- 糸球体疾患
- 免疫介在性溶血性貧血
- 膵炎
- 播種性血管内凝固（DIC）

血栓塞栓症による肺胞血液循環阻害により，換気血流異常が生じ，呼吸状態に応じて低酸素血症，低炭酸ガス血症，正常炭酸ガス血症，高炭酸ガス血症が起こります。二酸化炭素は酸素よりもはるかに溶存性が高いため，低酸素血症の症例で低炭酸ガス血症がなければ，重度の呼吸機能障害が示唆され，通常は予後不良です。広範囲の閉塞や，反射性血管収縮により，急性に肺高血圧症が生じることがあります。これは反復性疾患の慢性例でより多くみられます。肺梗塞は比較的珍しい疾患です。

急性発症した低酸素血症では，亜急性呼吸困難と頻呼吸が起こり，その後1～5日間にわたる咳を伴う傾向があります。反復性疾患では，右心拡大もしくは第Ⅱ音分裂がみられることがあり，それらは肺高血圧症の徴候です。

診断手順

有用な診断手順は以下の通りです。

- 胸部画像診断
  - ○胸部X線検査やCT検査
  - ○慢性経過例でない限りは，重度の呼吸器症状と血液ガス分析から換気血流異常が示唆されていても，胸部X線画像上では正常である
  - ○そうした不一致から，肺血管障害が強く疑われる
  - ○亜急性もしくは慢性例では，肺動脈切り詰め像が時折，間質もしくは肺胞像の箇所に終止しているのがみられる。これはまれな特徴的サインである
- より一般的には，確定診断をつけるためには，血管造影による血管切り詰め像の確認や，血管内充填像の欠損を示す必要がある
  - ○本方法の感度は，血管造影CT検査ができれば大幅に高まる

肺水腫

ほとんどの動物では，肺水腫は通常，臨床的に重度な左心不全からくる左心房圧亢進，肺静脈高血圧症，肺うっ血の結果として起こり，そして最終的に肺水腫に至ります。左心房圧亢進を起こすいかなる心疾患も，肺水腫を生じる可能性があります。

小動物臨床で最も頻繁に目にする原因は，後天的な心疾患である，僧帽弁粘液腫様変性，犬の拡張型心筋症，猫の肥大型心筋症です。また頻度は少ないですが，肺血管透過性の亢進や，血漿膠質浸透圧の低下が基礎要因となる場合もあります。血漿膠質浸透圧の低下が要因である場合，肺水腫は，全身的な皮下浮腫の一症状として発現する傾向にあります。

さらに，肺水腫は左心房圧亢進を伴わない心拍出量の亢進から生じることがあります。肺血流量の過度な増加により，肺リンパ系の容量を超える血管外漏出が起こります。こうした拍出量増大による肺水腫は，一部の先天性心奇形でみられ，例えば，動脈管開存症や心室中隔欠損症が挙げられます。

神経原性肺水腫は，過度の交感神経刺激により起こります。交感神経刺激により，末梢抵抗と全身血圧が上昇し，その結果として全身循環から肺循環へと血液量の移動

が起こります。肺静脈圧が劇的に上昇することで，血管外漏出が起こります。中心静脈圧と，肺静脈圧の双方とも，急性心不全を回避するために，通常は30分以内に正常に戻ります。しかし，高血圧と循環血液量過剰により毛細血管内皮の損傷が生じ，透過性亢進と肺水腫の持続が起こります。

成人呼吸窮迫症候群では，肺静脈圧亢進を伴わずに，肺毛細血管透過性亢進により肺水腫が起こります。様々な傷害に対する，肺のよくある反応です。血管透過性異常は，肺胞上皮と微小血管バリアの損傷から生じています。複数のメディエーターが透過性亢進に関与しています。例えば，エンドトキシン（血管内皮に直接毒性があります），各種の炎症性メディエーター（サイトカインとエイコサノイド），そして過剰な血小板と血小板活性化因子が挙げられます。これらの機構は様々な状況で活性化されます。例えば，毒素の吸引，敗血症，膵炎，胃内容物の誤嚥，各種の薬剤などです。

肺水腫の原因が何であれ，水分はまず間質に蓄積し，それから急速に肺胞スペースへと移動します。そして重症例では，気道へも移動します。肺胞の圧迫と肺サーファクタントの減少により無気肺と肺コンプライアンスの低下が起こり，呼吸機能が損なわれます。さらに，局所的な低酸素症により肺細動脈が収縮するとともに，局所的な低炭酸ガス血症により細気管支が収縮します。こうした収縮過程は，全体的な間質圧の上昇により増悪します。

診断手順

有用な診断手順には以下のようなものがあります。

- 胸部画像診断
  - ○ 血管周囲の肺胞パターンを伴う，肺実質の不透過性亢進
  - ○ 犬では，左心不全および左心房圧上昇による肺水腫が高頻度にみられるのは，肺尾葉の肺門周囲部である。興味深いことに，これは猫には当てはまらず，肺胞の不透過像の分布ははるかに予測不能である
- 肺水腫が左心房圧上昇に起因する場合，心臓の異常は以下のような方法からも検出可能である
  - ○ 心拍の触診上あるいは聴診上の変化

- ○脈圧の低下
- ○頻脈性不整脈
- ○弁膜症，大動脈狭窄に一致する心雑音，あるいは左右短絡を示唆する心雑音

これらの心機能不全症状は，X 線検査あるいは心臓超音波検査を用いて心臓の正常構造からの変化を調べたり，あるいは循環血液中の神経ペプチド量を測定することで裏付けを取ることができます。神経ペプチドは，心不全による二次的な呼吸器障害を呈する動物では上昇していますが，心不全が原因ではない呼吸器障害では上昇しません。当然これらすべての情報は，心臓以外の胸部疾患の有無と併せて解釈する必要があります。

肺腫瘍

一次性肺腫瘍，転移性腫瘍，多中心型腫瘍のいずれもが，肺実質に生じることがあります。

一次性肺腫瘍の大部分が悪性ですが，初期に転移することは少ないです。結果，外科的に完全切除できれば術後に有意な寛解期間を得ることが期待できます。残念なことに，肺実質が重度に侵されるまでは臨床症状が明白ではなく，発咳と呼吸困難も通常は慢性かつ緩徐な進行を示します。しかし，時には亜急性発症することがあり，合併症として気胸や血栓塞栓症が起きることがあります。

診断手順

有用な診断手順には以下のような方法があります。

- 胸部画像診断
  - ○胸部 X 線検査あるいは CT 検査により，しばしば不透過性亢進病巣と下位構造の閉塞所見がみつかる
  - ○周縁部はしばしば明瞭で，空洞化がみられることがある
  - ○転移性病巣，あるいは多中心型病巣では，びまん性間質パターンが生じ，結節性変化は起こることも起こらないこともある
- 細胞診

　○気管支洗浄，もしくは気管支肺胞洗浄から組織検査が実施できる場合がある。しかし直接的な組織生検がしばしば必要になる

変性性線維症

本症はほとんど知られていない疾患です。低グレードの免疫介在性炎症性疾患であると推測されています。肺実質の進行性線維化が起こります。本症はほぼ犬のみでみられ，ウェスト・ハイランド・ホワイト・テリアやマルチーズのような小型白色犬に多くみられます。

本症は，咳をほとんど伴わない呼吸困難の，胸腔内における要因によるものと考えられています。実際，罹患動物が病気の初期に呈する症状と一致しています。しかし多くの場合は，変性性過程が進行していき，呼吸困難と様々な程度の咳に苦しむ頃には，二次的な気管支肺細菌感染を起こしています。大部分で全体的な胸部呼吸音の増強と，顕著な湿性ラ音と喘鳴が聴取されるようになります。

診断手順

有用な診断手順には以下のようなものがあります。

- 胸部画像診断
  - ○胸部X線検査またはCT検査から，通常はびまん性の肺実質不透過性亢進が起こり，典型的にはびまん性間質パターンを呈する
- 胸腔鏡を用いた組織生検
  - ○本疾患では細胞診は常に診断の役に立たない。そのため気管支洗浄あるいは気管支肺胞洗浄を行っても通常，意味がない。確定診断には直接的な組織生検が必要になる

肺気腫

肺気腫とは肺胞の破裂と癒合により，大型の空気の嚢胞を形成する病態を指します。このような大型の肺胞では容積に対する表面積が減少しているために，ガス交換が減少してしまいます。病変が重度になると，呼吸困難が悪化していきます。肺気腫

そのものは咳を起こしませんが，小動物では本疾患は慢性気道虚脱や気管支の重症変性性病変の末期像として生じ，咳と呼吸困難の両方を呈するようになります。

すべての一次性呼吸器疾患により，ある程度の肺高血圧症が生じ，これにより二次的な右心拡大が起こる。

喀血

喀血とは，血様物の喀出のことです。これが全身性凝固障害の症状であることはまれで（CHAPTER 11 参照），大部分の症例では，喀血は呼吸器の一次性構造的疾患の徴候です。喉頭より遠位の，呼吸器のどの部分が障害されても喀血が起こりますが，通常は喀血があれば有意な構造的気管支肺疾患が示唆され，最も多いのは気管支肺腫瘍による二次的な重度の炎症，もしくは，犬糸状虫症や住血線虫症などの重度寄生虫感染が原因です。

チアノーゼ

チアノーゼの原因は，酸素化されていないヘモグロビンの絶対量が増加することです。通常は重度の低酸素血症を反映したものですが，チアノーゼが生じるのは酸素化されていないヘモグロビンの割合というよりも，量によるのです。ですから重度の赤血球増多症では比較的正常な酸素化がなされていても，チアノーゼを生じることがあります。赤血球増多症は心肺機能不全による換気障害に対する適応なのですが，同時に一次性造血疾患であることもあります。そのためチアノーゼの原因は，一次性あるいは二次性呼吸器障害か，一次性造血障害です。

古典的には，チアノーゼは重度の右左短絡により，多量の酸素化されていないヘモグロビンが全身循環に流入することによって起こるものだと考えられてきました。したがって，他に臨床症状のない場合では，チアノーゼは心室もしくは心房中隔欠損と肺高血圧症の合併を示唆するものだと考えられます。典型的には動脈管開存症と肺高血圧症では，後半身だけのチアノーゼが生じます。

チアノーゼのもう１つの原因としては，喉頭麻痺があります。両側性喉頭麻痺では，想像よりも喘鳴の程度は少なくなります。

結論

呼吸器障害の臨床症状は，比較的限られたものしかありませんが，原因は多岐にわたります。問題点／局在を明確にし，洗い直す重要性を認識し，呼吸器系では，一次性または二次性の要因が関与することを理解しておくことが，論理的な鑑別診断リスト作成には不可欠です。また適切な診断方法を選択することで，疾患の理解につながります。

CHAPTER 9

貧血

貧血は比較的よく遭遇する問題で，原因は様々です。特徴としては有意な赤血球減少や，ヘモグロビンの血中レベル低下，またはヘモグロビンの酸素結合能低下がみられます。臨床的な意義は，動物の生命を脅かす直接的な要因となるものから，重要ではないものまで様々です。

問題点を明確にする

貧血のある動物の粘膜は退色しています。最初のステップは問題点を明確にし，罹患臓器を明確にすることです。つまり粘膜の色が悪い動物をみたら，それが末梢循環の悪化によるものなのか（例えば，血液量減少，心原性ショック，疼痛），赤血球が減少しているのかを鑑別します。末梢循環が悪化していて粘膜が退色している動物では，しばしば（必ずではありませんが）毛細血管再充満時間（CRT）の延長あるいは股圧の減弱がみられます。

粘膜の退色が「真の」貧血によるものであると確認できたなら，その貧血が一次性の疾患なのか，二次性の疾患なのかを評価することが重要です。つまり臨床症状は貧血に起因しているのか，それとも基礎疾患から貧血が起こっているのかを評価します。しばしば，軽度～中等度の貧血の臨床的意義は過大評価されています。軽度の貧血の大部分は，慢性疾患による貧血です。多くの感染症，炎症性疾患，腫瘍性疾患から貧血が生じます（この章の後半で記載します）。

原因を探るにあたり，発症時期と進行の程度を評価することが重要です。貧血の発生が急であれば，症状にも影響します。例えばPCVが20％の犬では，緩徐に進行した貧血なら臨床症状は軽度ですが，突然その数値に低下したのであればより重篤な症状が出ます。

貧血の評価

貧血が急性発生したと明白でない限り，その貧血が再生性か非再生性かを確認することが必要です。再生性貧血と非再生性貧血では，診断アプローチも考えられる病因も大きく異なります（一部重複する部分もありますが）。末梢血に再生像があるかをしっかりと評価することが大切です。

急性貧血に対して骨髄が完全に反応するには2～4日かかりますので，失血（出血または溶血）の初期には，完全な再生像はみられないかもしれません。しかし通常は，不完全にせよ失血から24時間以内に何らかの反応がみられます。

貧血の評価には赤血球の大きさや形態といったパラメータを考慮します。再生像には以下のようなものがあります。

- 赤血球の大きさの増大…大赤血球症（MCVの増加）
- 赤血球の染色性と大きさに不同がみられる（多染性，赤血球大小不同；図9.1）
- 網状赤血球数の増加（図9.2）
- 有核赤血球の存在（これは鉛中毒や脾臓疾患でもみられる所見；図9.1）

赤血球の形態異常から，原因が推測できることがあります。重要な形態の変化は以下のようなものです。

- 球状赤血球（図9.1）
  - 免疫介在性溶血性貧血（IMHA）でよくみられる。しかし遺伝性（まれ），単核食細胞系腫瘍，微小血管内溶血，亜鉛中毒，低リン血症でも起こることがある
- 分裂赤血球（図9.3）
  - 分裂赤血球は，異常に狭いところを無理に通過したり，物理的な傷害を受けた赤血球の断片である
  - 分裂赤血球ができる原因は表9.1を参照
- 有棘赤血球（図9.3）
  - 有棘赤血球は細胞膜の脂質とコレステロールの比率が変化したことにより突起が形成された赤血球である

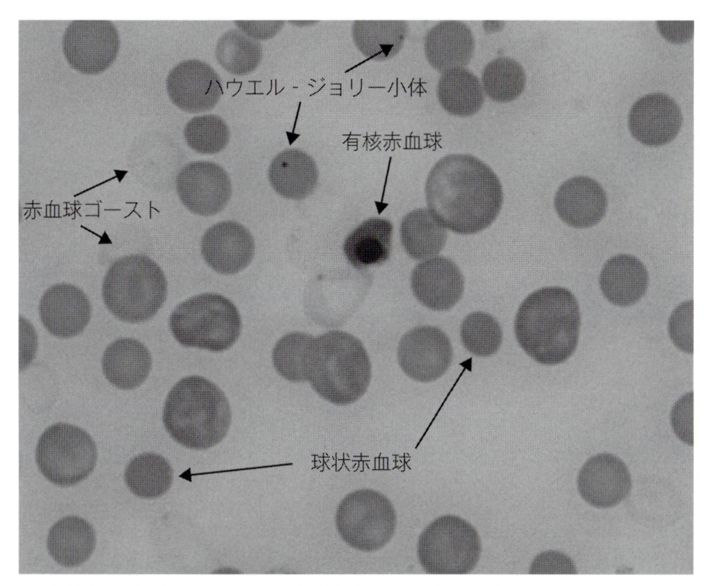

図 9.1　免疫介在性溶血性貧血の犬の血液塗抹像（ライト染色）
再生を強く示唆する所見がみられる。赤血球大小不同，多染性（赤血球の大きさと染色性の不同），有核赤血球，ハウエル - ジョリー小体。塗抹には多数の球状赤血球と赤血球ゴーストがみられる（それぞれ，血管外溶血と血管内溶血を示唆する所見）
写真は Dr. Balazs Szladovits のご厚意による

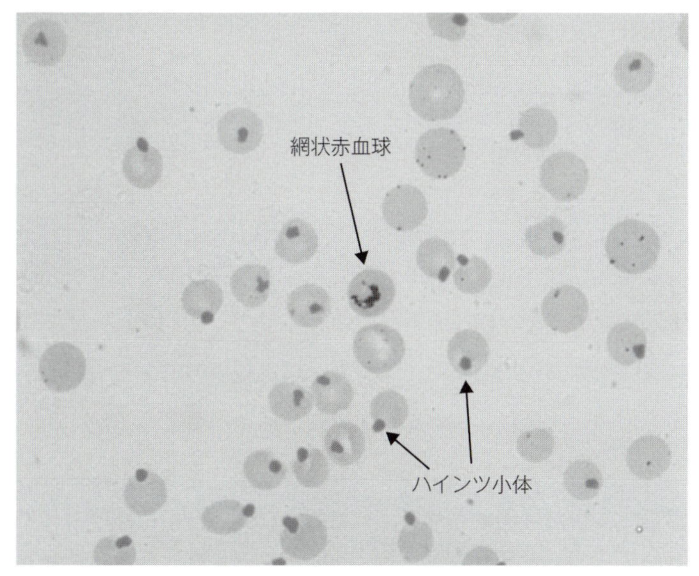

図 9.2　網状赤血球と多数のハインツ小体がみられる猫の血液塗抹（ニューメチレンブルー染色）
写真は Dr. Balazs Szladovits のご厚意による

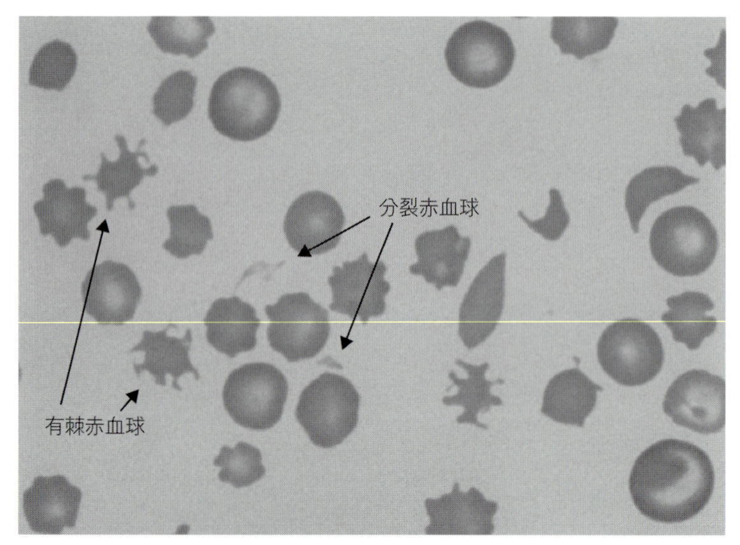

図 9.3　分裂赤血球と有棘赤血球がみられる血液塗抹（ライト染色）
赤血球を剪断するような傷害を示唆する
写真は Dr. Balazs Szladovits のご厚意による

- ○以下のような疾患と関係している
  - …血管肉腫（特に肝臓）
  - …糸球体腎炎
  - …リンパ腫
  - …肝疾患
- ハインツ小体（図 9.2）
  - ○ハインツ小体は球状の構造物で，赤血球膜から突出しているか，あるいは細胞質内に屈折性の違うスポットとしてみえる
  - ○酸化により変性，沈殿したヘモグロビンによるものである
  - ○すると赤血球の柔軟性が失われ，血管内溶血を起こす
  - ○脾臓で除去されるが，球状赤血球として残ることもある
  - ○健常な猫でも少数は認められる。犬でみられた場合にはほとんどすべて，異常な所見である
  - ○酸化傷害を起こす毒素としては，タマネギ，ニンニク，アセトアミノフェン，

表 9.1 分裂赤血球形成のメカニズムと関連する疾患

フィブリン鎖による剪断
●微小血管症性貧血
●播種性血管内凝固
●血管肉腫
●糸球体腎炎
●骨髄線維症
●溶血性尿毒症症候群
●脾機能亢進症
血液乱流
●うっ血性心不全
●弁狭窄
●犬糸状虫による大静脈症候群
●血管肉腫
内因性異常
●慢性ドキソルビシン中毒
●重度の鉄欠乏性貧血
●ピルビン酸キナーゼ欠損
●遺伝性および後天性の異常赤血球産生症

過剰量のビタミンK3，ベンゾカインを含んだ局所麻酔薬，亜鉛，トイレのクレンザーなどがある

- ○脾臓を摘出した動物，コルチコステロイド投与後，そして重度の脾臓機能不全を持つ動物でもみられることがある

- ●ハウエル－ジョリー小体（図 9.1）
  - ○ハウエル－ジョリー小体は細胞質内にみられる，好塩基性の核残滓である
  - ○ハウエル－ジョリー小体は再生像あるいは脾臓の機能不全を示唆しており，猫では正常な所見である

急性貧血もしくは再生性貧血への診断アプローチ

急性貧血もしくは再生性貧血の原因は２つしかありません。出血，溶血，時にはその両者が同時に起きるケースです。表面的には，貧血の原因が出血か溶血かを鑑別す

るのは単純に思えますが，しばしば鑑別にはジレンマを伴います。

出血か溶血かを判断する材料には以下のようなものがあります。

- 臨床症状
  - 外出血があるか？
  - 内出血があるか？
- 血漿蛋白濃度
- 自己凝集反応があるか？
- 血漿の外観
  - 溶血しているか？
- 再生の程度
- 尿
  - ヘモグロビン尿か？
  - ビリルビン尿か？

出血

急性出血の直後には，PCV には変化がありません。血漿と赤血球の両方が失われるからです。しかし 2～3 時間が経過すると，血漿の再分布が起こるので PCV の低下が明白になります。

急性貧血はしばしば，血漿蛋白質濃度の低下と関係があります（特に外出血の場合）。その動物に急性貧血がみられ，しかも血漿蛋白質濃度が正常値でも高め，あるいは高値であるならば，外出血よりも溶血している可能性が高くなります。外出血の徴候があっても，血漿蛋白質濃度が基準値より高め，あるいは高値ならば，貧血の原因として溶血も起きている可能性を考えましょう。

慢性外出血（例えば，胃十二指腸潰瘍，出血を伴う消化管腫瘍，鈎虫のような消化管内寄生虫，重度のノミ寄生など）があると徐々に鉄欠乏が起こります。しかし貧血の程度としてはほとんどが中等度の再生性です。慢性消化管出血による貧血では通常，軽度～中等度の低蛋白血症がみられます。慢性失血があると，血小板数は高値，正常値，あるいはわずかに上昇しています。

体腔内出血（特に腹腔内出血）を検出するのは難しいことです。内出血では，蛋白質が「喪失する」わけではないため，外出血に比べて蛋白質の減少は軽微ですし，血漿蛋白質濃度も出血から間もなく回復します。血漿蛋白質濃度は，動物が脱水していない限り正常値を超えることはありません。

胸腔内出血では急性に呼吸器機能障害特有の症状が出ます。反対に腹腔内出血に気づくのはさらに難しいことです。腹腔内の出血は速やかに全身循環に再吸収されるので（腹膜は非常に大きく，効率的な吸収面として働きます），少量～中程度の急性脾出血（例えば血管肉腫のある犬）では，脾出血から2～3時間内に腹腔穿刺をしても，出血がみつけられない場合があります。

4 病変を明確にする

出血に対する重要な質問は，その出血が局所病変によるものなのか（例えば，外傷や腫瘍からの出血），あるいは全身性疾患からくるものなのか（例えば，止血障害や高血圧），という設問です。するとCHAPTER 11に詳説するような病変を同定していけるでしょう。

溶血

溶血，あるいは内出血による貧血では，外出血と比べると再生性の傾向が強くあります。これは鉄が喪失せず，再利用されるからです。溶血は血管外で起こる（赤血球は主に脾臓の細網内皮系で破壊されるほか，肝臓や骨髄でも壊されます）ことも，血管内で起こる（赤血球は循環血液内で壊れてヘモグロビンを放出します）こともあります。血清ビリルビンの上昇は，全てではないにしろ，大多数の血管外溶血の症例で認められます。しかし臨床的に明らかな黄疸が認められないことも少なくありません。例えば，免疫介在性溶血性貧血による溶血の診断をつけるためには，明らかな黄疸がないからといってその可能性を除外してしまわないようにします。

血管内溶血を確認するのは容易です。もし中程度～重度の血管内溶血があれば，（適切に採血し）遠心分離した血液サンプルの血漿部分が赤くなります。血管内溶血の症例では通常，ヘモグロビン尿がみられ，黄疸もよくみられます。血尿との鑑別をつけるには，尿を遠心分離して上澄みを観察することです。上澄みは，血尿ならば透明ですし，ヘモグロビン尿であれば赤くなります。

再生性貧血

病変を明確にする

溶血性貧血の原因

免疫介在性溶血性貧血

免疫介在性溶血性貧血には，一次性（特発性）と二次性（例えば，薬剤によるもの，腫瘍［特にリンパ腫］に起因するもの）があります。犬では一次性（特発性）であることが一般的です。猫ではリンパ腫や感染症が基礎疾患としてあって，二次性に免疫介在性溶血性貧血となることが多いです。しかし猫の一次性免疫介在性溶血性貧血の報告は増えてきています。猫の免疫介在性溶血性貧血は非再生性貧血であることが多いようです。

微小血管症性貧血

微小血管症性貧血は，赤血球が蛇行した血管を通過する際に，あるいは剪断力が加わることにより，物理的に損傷を受けて起こる，溶血の一種です（表9.1参照）。

先天性溶血性貧血

溶血性貧血は，赤血球代謝に遺伝的欠損がある特定の品種でも起こります。例えば，ピルビン酸キナーゼ欠損（バセンジー，ウエスト・ハイランド・ホワイト・テリア），ホスホフルクトキナーゼ欠損（イングリッシュ・スプリンガー・スパニエルの急性運動誘発性溶血）があります。通常，罹患犬の臨床症状は比較的若い時期から現れます。

感染性溶血性貧血

マイコプラズマ感染症，あるいはヘモプラズマ感染症（マイコプラズマ・ヘモフェリス感染症）は，猫で溶血性貧血の潜在的要因となりえます。留意すべきは，マイコプラズマ・ヘモフェリス陽性の猫であっても再生性貧血を起こしていない場合があり，そうしたケースでは他に基礎疾患を検索すべきです。中高齢の雑種の雄猫は，ヘモプラズマ感染リスクが高いと考えられています。しかし若齢猫の方が症状が出やすいようです。無症状キャリア猫が存在するために，感染が貧血に及ぼす影響を評価することは困難です。診断は（血液塗抹単独ではなく）PCR 検査結果に基づいて行います。そして他の臨床的に得られた情報と照らし合わせて解釈します。マイコプラズマ感染症からくる貧血は，免疫抑制状態にある猫でより多くみられるようです。

バベシア症により溶血性貧血が起こることがあり，特発性免疫介在性溶血性貧血とそっくりにみえることがあります。風土病としてバベシア症が定着している地域では，本症が溶血性貧血の最大の要因となります。非定着地域では，旅行歴の聴取が鍵となります。もしその犬が国外（例えば英国）への渡航歴があれば，バベシア属のPCR 検査を行うことが妥当でしょう。

薬剤／毒素

スルフォンアミド剤，ペニシリン，メチマゾールなどの薬剤により（免疫介在性）溶血性貧血が生じることがあります。アセトアミノフェンは猫で溶血を起こすことがあります。亜鉛は重度の溶血を，犬と猫の両方に起こすことがあると報告されています。

低リン血症は溶血の代謝的原因となります。病歴（投薬歴），血液生化学検査，単純 X 線検査（亜鉛を含む異物の検索）により，容易にそうした素因を除外診断できます。

非再生性貧血

病変を明確にする

慢性疾患による貧血

慢性疾患による貧血が，非再生性貧血の最大の要因です。通常は臨床的には侵害性がなく，治療は必要ありません。ですが貧血は基礎疾患が存在するという指標であり，積極的に基礎疾患を探索する必要があります。基礎疾患の例としては，感染症，炎症，腫瘍性疾患があります。慢性疾患による貧血は，ほぼ全例が正球性正色素性貧血であり（非常に長期化している場合には，小球性低色素性貧血になっていることがあります），貧血の程度は軽度です（犬ではPCVが25〜36％，猫では18〜26％）。根本原因となっている全身性疾患が適切に治療されれば，貧血は解消します。

慢性腎臓病

慢性腎臓病（CKD）が進行するにつれ，貧血が起こりやすくなります（IRISステージ3と4）。除外診断はシンプルで，尿素，クレアチニン濃度，尿比重を調べるだけです。

骨髄疾患

骨髄疾患が原因の非再生性貧血の徴候には以下のようなものがあります。

- 赤血球はほとんどの場合，正球性かつ正色素性である
- 末梢血液像では多くの場合，他の血球減少症の徴候がある。例えば，血小板減少症や好中球減少症
- リンパ球減少症が比較的一般にみられ，通常は白血球のストレスパターンの一環である
- 白血病や骨髄形成異常があれば，末梢血液塗抹上に異常な細胞がみつかる

骨髄疾患には次のようなものがあります。

- 感染症…パルボウイルス，汎白血球減少症，エーリキア症
- 毒素による障害：エストロゲン，化学療法
- 免疫介在性傷害（赤芽球癆）
- 腫瘍…リンパ腫，多発性骨髄腫，肥満細胞腫，白血病。腫瘍細胞が，場所と栄養を奪い，阻害因子を放出する。これは骨髄癆として知られている
- 骨髄異形成…骨髄での異常な細胞分化，異常な細胞の産生
- 骨髄線維症…正常な造血組織が線維組織に置換される。原因は不明なことがある

鉄欠乏

小動物では鉄欠乏が貧血の原因となることは比較的珍しいことです。しかし鉄欠乏性貧血は，再生性貧血と非再生性貧血の分類にきちんと当てはまらない傾向があり，見逃される場合があります。鉄欠乏性貧血は，中程度の再生性から非再生性まで様々です。幸運なことに鉄欠乏性貧血はかなり特徴的で，次のような所見があります。

- 小球性（MCV の低値）
- 低色素性（MCHC の低値）
- 変形赤血球症
- 出血が原因の場合，血小板増加症

猫の鉄欠乏と犬の鉄欠乏の初期では，正球性正色素性貧血がみられます。成犬や成猫における鉄欠乏の最も多い要因は，慢性消化管内出血です。

結論

粘膜蒼白の症例に対する推論の最初のステップは，問題点と器官を明確にすることです。末梢循環が低下しているのでしょうか？　それとも貧血なのでしょうか？　貧血であることがはっきりしたなら，まず念頭に置くべきことは，血液像だけでは病態の全貌は分からないということです。赤血球の形態評価が非常に重要で，その貧血のタイプと，考えられる原因を教えてくれます。血液塗抹標本を毎回作成するようにし，診療施設での評価が難しければ，外部の検査機関へ標本を送るようにしましょう。

CHAPTER 10

黄疸

黄疸は比較的よく遭遇する臨床症状です。飼い主は気づいていないことがあり，獣医師が状態の悪い動物の身体検査を行う際に気づき判明します。また，黄疸は血清の見た目や生化学検査によって判明することもあります。黄疸の診断アプローチは単純ですが，原因を突き止めることは難しい場合があります。

問題点を明確にする

黄疸とは体の組織が黄色く着色することで，ビリルビンが増加することで起こります。正常な肝臓にはビリルビンを代謝・排出する膨大な予備能が備わっています。そのため，黄疸が臨床的にみられるのは，多量かつ持続的なビリルビン産生があるか，ビリルビン排出に大きな障害がある場合に限られます。黄疸の問題点を明確にする難しさは，黄疸を別の臨床症状と見間違えてしまうことではなく，しっかりとした身体検査をせずにいると黄疸を見逃してしまうということなのです。黄疸が最も明確なのは強膜，粘膜，色素のない皮膚です。動物の顔をみても強膜は必ずしもみえないので，身体検査の際には強膜に注目して進めることが大切です。黄疸症状ははっきりしなくても，血漿ビリルビン濃度が上昇していれば問題があると捉えます。

生理学

ビリルビンは，主に老化した赤血球中のヘモグロビンが脾臓，肝臓，骨髄，リンパ節にある細網内皮系（RE）で分解されて，生成されます。少量は，ミオグロビンやヘムを含む肝酵素から生成されます。ヘモグロビンが分解されると，蛋白分子とヘム（鉄を含有するポルフィリン）ができます。放出された鉄は，RE 細胞に貯蔵されるか，あるいはヘム合成材料として再利用されます。ヘムの残渣はビリベルジン，そしてビリルビンへと変換されます。

ビリルビンは血液中でアルブミンと強固に結合して肝臓へと運ばれます。この状態が非抱合型ビリルビンです。非抱合型ビリルビンは疎水性であり，腎糸球体で濾過されたり，尿細管から排泄されたりしません。

犬は（雄の方が雌よりもしばしば）ビリルビンの再吸収閾値が低いです。そして犬の腎臓には少しですが，ビリルビンを抱合する酵素が存在します。そのため軽度のビリルビン尿（2+まで）は，正常でも尿比重が1.025以上あれば起こりうるのです。一方で猫の腎臓ではビリルビン抱合は行われません。そして腎臓の閾値は犬の9倍高くなっています。そのため猫でビリルビン尿がみられたら，常に病的な所見です。

肝臓ではビリルビンは肝細胞内で抱合を受け，毛細胆管へ排泄され，胆管，腸へと

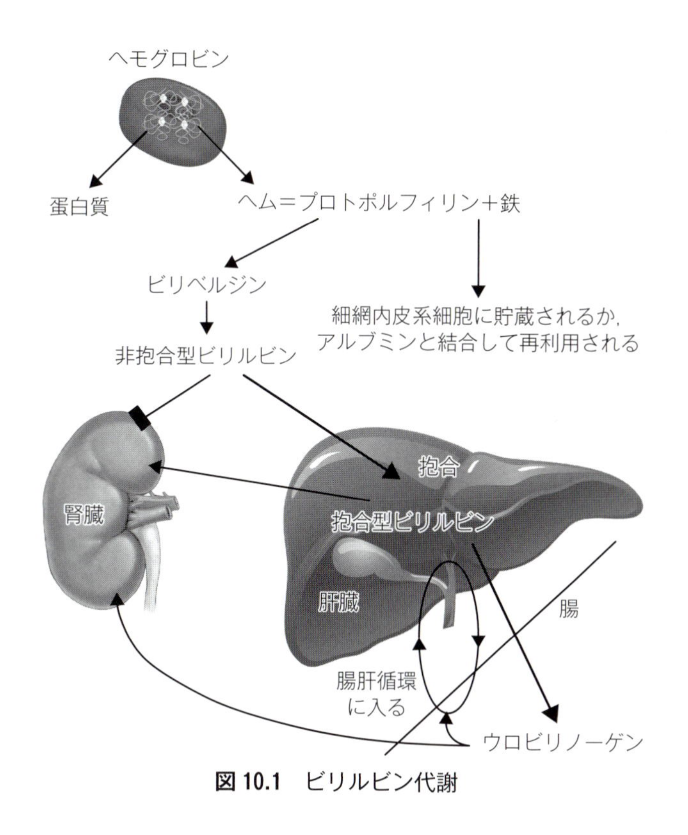

図 10.1　ビリルビン代謝

輸送されます。ビリルビン代謝では排泄相が律速段階であり，過剰にビリルビンを排泄しなければならない状況になると，最初に過負荷になってしまう過程です。

抱合型ビリルビンは水溶性であり，腎臓で濾過されて尿中へと排出されます。胆管から小腸へ排泄された抱合型ビリルビンは，結腸内細菌によってウロビリノーゲン（無色）に変換され，酸化されるとウロビリン（オレンジ色）となります。

一部のウロビリノーゲンは腸で再吸収されて腸肝循環に入り，再び胆汁へと排泄されます。少量（約5%）は尿中へと排泄されます。腸管内に残ったウロビリノーゲンはステルコビリノーゲンに変換され，酸化されるとステルコビリンとなり，正常な糞便の色のもとになっています。

ビリルビンの代謝経路を図10.1に示します。

黄疸の原因

器官と局在を明確にする

厳密にいうと「器官を明確にして，それから局在を明確にする」アプローチが黄疸にも適応されるのですが，現実的には器官と局在を同時に推察することが多いでしょう。器官については，黄疸の原因が造血系にある場合と，肝胆管系にある場合に分けられます。この分別が，最初の鍵となる質問でしょう。器官と局在を同時に問う質問が，「この黄疸は肝前性か？　肝性か？　肝後性か？」というものです。その黄疸が，造血系なのか肝胆管系なのか鑑別するのは比較的容易なのですが，肝性と肝後性とを鑑別するのは困難です。

肝前性黄疸

肝前性黄疸は重度の溶血があると起こり，溶血の結果として肝臓でのビリルビン抱合過程が飽和して起こります。そのため発生当初は，主に非抱合型ビリルビンが血中にみられるのです。

しかし2〜3日経過すると抱合型ビリルビンも血中に出てきます。これは低酸素や，肝細胞の分泌能を超えたことにより肝臓が障害を受けて，出現したものです。そのため，非抱合型ビリルビンと抱合型ビリルビンが同レベルで血中に現れます。黄疸が起きるほどの重度の溶血がある動物では，重度の貧血が必発します。そして，①骨髄が反応するのに十分な時間があり，②成熟赤血球だけではなく赤血球前駆細胞抗体に対する抗体も関与して起きる免疫介在性溶血性貧血でなければ，通常は再生性貧血です。

黄疸はまた，重度の内出血によっても起こります（外出血では起こりません）。赤血球は一般的に腹腔内から吸収されても破壊されません（自己血輸血）が，内出血では赤血球の破壊が起こり，肝臓の取り込み能，抱合能またはビリルビン分泌能を超えることになります。内出血があったからといって必ずしも黄疸にはなりません（血液生化学検査では軽度のビリルビン上昇がみられることがあります）。しかし黄疸がある貧血の動物で，特に血漿蛋白濃度が低下している場合には内出血を考慮するべきです。

病変を明確にする

溶血性貧血の原因には，CHAPTER 9 で詳説したように，以下のものがあります。

- 免疫介在性溶血性貧血
- 微小血管症性溶血性貧血
- 先天性溶血性貧血
- 感染性
- 中毒性
- 時には内出血から溶血を起こしていることもある（前述）

肝性黄疸

肝性黄疸は肝細胞疾患で起こります。抱合型（肝臓の排泄能が障害されるため），非抱合型両方のビリルビン血症が起きます。黄疸が起こる場合，必ず先行して重度の肝細胞疾患が起きています。小葉中心の肝細胞よりもむしろ，門脈周囲の肝細胞が主に障害されるような肝疾患で，黄疸が起こりやすいのです。

病変を明確にする

黄疸の原因となっている肝臓病変を突き止めるためには通常，肝生検が必要です。

犬では黄疸に至る肝障害として，胆管肝炎，レプトスピラ症，腫瘍（特にリンパ腫）が挙げられます。炎症性肝疾患による黄疸は，猫でみられるほど犬では起こりません。犬では，炎症過程は多くの場合，肝臓実質で起きています。一方，猫ではほぼ全ての症例において胆管系で炎症が起きています。

胆管肝炎は犬よりも猫で多く，急性または慢性化膿性（好中球性），または非化膿性（リンパ球性）です。その他に黄疸を起こす肝細胞疾患としては，猫伝染性腹膜炎（FIP）と腫瘍が挙げられます。北米の猫の間では肝リピドーシスによる黄疸がよくみられますが，他の地域ではそれほど報告がありません。しかし報告数が増加傾向の国もあるようです。

肝後性黄疸

肝後性黄疸は胆管疾患から起こります。

病変を明確にする

肝後性黄疸は通常，胆管の解剖学的な閉塞により生じ，場所は肝臓内か，あるいは総胆管で閉塞します。

肝内胆管閉塞，肝外胆管閉塞は複数のメカニズムで発生します。例としては，

- 中毒性胆管炎，感染性胆管炎
- 膵臓疾患
  - 例えば，膵炎，膵臓癌，膵膿瘍，仮性嚢胞
- 浸潤性病変，占拠性病変（例：膿瘍，腫瘍）
- 胆石
- 胆管破裂
- 十二指腸開口部での胆管閉塞
  - 例えば，消化管腫瘍，異物

肝後閉塞を確認するには，腹部超音波検査が非常に有用です。しかし病変を突き止

めるには，試験開腹が必要なこともあります。胆管破裂（外傷性，または病的）により軽度～中等度の黄疸（時間経過，原因，基礎病変により様々）と腹腔内滲出が起こります。腹腔内滲出液中のビリルビン濃度は，通常は血漿ビリルビン濃度よりも高値です。胆汁は非常に刺激性が強いため，胆汁が腹腔内へ漏れると，化学的腹膜炎が急速に起こります。

非肝性黄疸

炎症性メディエーターがビリルビン輸送に干渉するため，敗血症や重度の炎症性疾患のある動物では，ビリルビン値が上昇することがあり，顕著な黄疸が現れます。このことは特に猫で当てはまります。軽度の高ビリルビン血症が甲状腺機能亢進症の猫の一部でみられます（明らかな黄疸はありません）。その原因は，肝臓におけるヘム蛋白の分解亢進です。発熱と飢餓状態と同時に，軽度の高ビリルビン血症（明白な黄疸を伴わないもの）が生じることがあります。

黄疸の原因の鑑別

肝前性

肝前性黄疸は，肝性黄疸や肝後性黄疸と容易に鑑別できます。動物が重度の再生性貧血を起こしているからです。同時に軽度～中等度の肝酵素値上昇（おそらく低酸素による障害）を伴うことがありますが，主な特徴は再生性貧血です（出血の徴候はありませんが，重度の肝細胞疾患があると，止血障害が起きることがあります）。

肝性 vs 肝後性

黄疸の原因が，肝性なのか肝後性なのかを鑑別するのはより難しくなります。ビリルビン血症が抱合型だけならば，おそらく肝後性黄疸でしょうが，肝性であっても肝後性であっても，ほとんどの症例においてビリルビン血症は抱合型と非抱合型の両方です。肝後閉塞により二次的に肝細胞傷害が起こります。前述のように，一次性肝細胞疾患ではビリルビン排泄が最初に障害されます。

臨床症状

一部の症例では，呈している状態の悪さが，鑑別する上で一番の証拠になります。一般的に（例外はあるが），黄疸を呈していても比較的状態が良ければおそらくは肝後性疾患でしょう。黄疸を起こすほど重篤な一次性肝細胞疾患であれば，通常は肝疾患の症状が目立つものです。しかし肝疾患と肝後疾患の両方に罹患していると，背後にある病因によってはきわめて症状が重篤な場合があります。

血清酵素

血清酵素（アラニンアミノトランスフェラーゼ；ALT，アルカリフォスファターゼ；ALP）も，肝性黄疸と肝後性黄疸を鑑別するのにはそれほど役に立ちません。肝後閉塞は肝細胞傷害をほぼ必ず起こします。そのため ALT と ALP が上昇します。ALP は肝内・肝外胆汁うっ滞のどちらでも上昇しますので，肝疾患でも肝後疾患でも上昇がみられます。しかし，もし ALT が重度に上昇し（>1,000 U/L），ALP はごく軽度あるいは中等度（<500 U/L）の上昇しかしていないのならば，肝臓実質に病変があると示唆されます。

血中胆汁酸

血中胆汁酸は，他の検査結果がはっきりしない場合に，肝疾患が存在することを確認するのに有用です。しかし，黄疸の起きている動物では，（血液像から）肝前性黄疸を除外し，（白血球数と臨床症状から）敗血症を除外した後ならば，胆汁酸を測定しても肝性黄疸と肝後性黄疸とを鑑別するのには役立ちませんし，その肝疾患がどんなものかという情報も得られません。

胆汁酸排泄は，ビリルビン排泄とは無関係であり，影響も受けません。そのため胆汁酸が役に立つのは，溶血によって黄疸を起こしている（つまり肝前性黄疸）動物において肝臓を評価する場合や，肝臓とは無関係に敗血症や炎症から黄疸を起こしていることが考えられる動物において肝臓を評価する場合です。

画像診断

黄疸の原因が肝臓内にあるのか，肝臓の後にあるのかを鑑別するには，肝臓の超音波検査が有用です。超音波検査では，胆管が閉塞・拡張しているのか，肝臓実質にびまん性変化が生じているのかが判定できます。しかし多くの場合，超音波検査では組織病変のタイプまでは突き止められません（炎症性 vs 感染性，腫瘍性 vs 中毒性，など）。単純 X 線検査は通常，肝性黄疸と肝後性黄疸とを鑑別する役には立ちません。

非肝性黄疸

非肝性黄疸の原因が敗血症や重度炎症性疾患である場合（ビリルビン値が通常は < 50 μmol/L）には，一般的に他の臨床症状や炎症を示唆する検査所見を伴いますが，絶対ではありません。ビリルビン値が 50 μmol/L を超えているならば，ほぼ間違いなく肝胆道系の障害があります（その症例が貧血を起こしていない場合）。もしビリルビン値が 50 μmol/L 未満である場合は，敗血症を起こしているか，白血球に炎症像がみられます。病変は肝胆管系にあると決めつけないでください。

肝性黄疸と肝後性黄疸の鑑別がなぜ重要なのか？

その症例が一次性肝細胞疾患に罹患しているのではなく，肝後閉塞であると突き止めることがなぜ重要なのかというと，肝後閉塞であれば外科治療が適応となるためです。一方，肝細胞疾患で外科適応となるのは，生検を行う場合です。肝生検には他にも方法があります（超音波ガイド下経皮生検や腹腔鏡）。

肝後閉塞を解除するのに必要な外科の経験は相当なものですから，もしあなたにまだ胆嚢－十二指腸吻合術を実施するだけの外科スキルがないならば，外科専門医に託しましょう。

結論

黄疸は，身体検査や臨床検査でみつかる臨床異常です。ほとんどの場合，重篤な病変が潜んでおり，病変があるのは血液系（溶血），肝臓，胆管，肝胆管周囲（例えば膵臓）の可能性があります。黄疸は，重度の炎症や敗血症からも起こります。理論的なアプローチには，病態生理を理解すること，そして肝性黄疸と肝後性黄疸を鑑別するのは難しく，複数の診断アプローチが求められると認識しておくことです。

CHAPTER 11

出血

出血は死亡する可能性のある臨床症状であり，しばしば迅速な評価と対処が必要となります。あらゆる臨床症状がそうであるように，重要な鑑別疾患を見落とさないためには，系統立てたアプローチが鍵となります。特に臨床病理を解釈するためには，出血の病態生理を理解しておくことも重要です。この章では３つの主要な出血部位を論じています。ですが，どの部位からの出血であっても，最も重要なことは出血が局所的な疾患から起きているのか，あるいは全身性疾患から起きているのかという点です。

出血している動物への診断アプローチ

問題点を明確にする

出血とそうでない臨床症状が紛らわしくなるのは，出血の場所によります。問題点は，「これは血液なのか？」（例：赤色尿），あるいは「病理学的な原因があるのか？」（例：メレナ）ということです。

鼻出血

鼻出血とは，鼻からの出血のことです。鼻出血に気づくのは全く難しくありませんが，その出血が鼻腔内から生じているのか，それとも鼻周辺の皮膚から起きているのか区別が必要です（後者の大部分は局所的な外傷または皮膚病変から生じます）。

メレナ

メレナとは消化された血液が糞便中に存在するもので，黒いタール様の便としてみえます。糞便中の潜血反応からも検出できます。そのメレナが，単純に食事中の肉が多くて出ているのか（ですから，食事歴を聴取することが大切です），あるいは血液を嚥下して出ているのか区別が必要です。後者の場合，口腔内もしくは鼻腔内からの出血，あるいは喀血したものを嚥下，あるいは出血巣を舐めていることが考えられます。

赤色尿

赤色尿は，血尿，ヘモグロビン尿，ミオグロビン尿，そしてアカカブを食べることにより生じます（ビート尿）。ですから「血混じりの尿をした」という主訴に対する大事な最初のステップは，尿の赤色化は赤血球が存在しているからなのかを確認することです。

臨床症状（後述）からも，あるいは単純な方法としては尿の一部を遠心分離して沈渣と上清をみる方法でも，確認が取れます。「偽物の血尿」であれば，上清は変色したままです。尿ディップスティックでは，溶血した血液細胞，「純粋な」ヘモグロビン，ミオグロビンを区別できません。

器官を明確にする

鼻出血，メレナ，血尿のどの部位からの出血も，局所性疾患，もしくは全身性疾患のいずれからも起こります。そして診断手順と鑑別診断リストに深く関わってくる疑問が，局所性か全身性かという疑問です。全身性疾患としては，出血性疾患（凝固障害），高血圧症，赤血球増多症，過粘稠度症候群，全身性血管炎などが含まれます。

病変を明確にする

まずは局所性疾患の特異的な症状について解説を進め，続いて一般的な出血性疾患への診断アプローチについて述べていきます。

局所性疾患

鼻出血

鼻出血を起こしうる局所性疾患には，以下のようなものがあります。

- 腫瘍
- 炎症／感染症
  - ○免疫介在性鼻炎，アレルギー性鼻炎
  - ○真菌感染症
  - ○局所性血管炎
- 重度の歯科疾患，例えば歯根膿瘍
- 外傷
- 異物

証拠

局所性疾患と全身性疾患では明らかに診断アプローチが異なります。ですから最初の目標としては，身体検査と病歴聴取から，それが局所性疾患なのか，全身性疾患なのかを突き止めていくことです。

出血部位

注意深く身体検査をして，他の部位（粘膜，皮膚，血尿，メレナ，網膜）に出血徴候がないかを確かめることが肝心です。鼻出血が片側性か，両側性かもヒントとなりえます。止血障害があれば片側性に鼻出血が起こる可能性は低くなりますが，絶対ではありません。

鼻漏の性状

腫瘍，真菌感染，異物では，血様に加えて粘液膿性の鼻漏が出ます。病歴にくしゃみがあるかもしれません（止血障害よりも局所性疾患で起こりやすいのですが，全身性疾患でくしゃみをしていることもあります）。

鼻の検査

鼻出血を起こすような局所性疾患では，鼻腔の腫脹や変形，鼻孔の潰瘍化（真菌感染症），X 線検査で鼻中隔の破壊や偏位がみられることがあります。

粘液膿性の鼻漏，腫脹，疼痛，くしゃみの病歴のいずれもみられず，鼻出血のみが起きている場合には，他の部分に出血徴候がなかったとしても止血障害を考えます（まれ）。

局所性疾患への診断アプローチ

局所性疾患が疑われ，動物がCT検査施設を受診できない場合（以下の項およびCHAPTER 8を参照），診断アプローチとしては，積極的な鼻腔内吸引と洗浄による生検，X線検査（上顎ビュー［フィルムを口腔内に設置する］方法），あるいは機器があれば鼻鏡検査が選択肢となります。血様／粘液膿性の鼻漏は重度の歯科疾患でも起きるので，鼻腔内検査に進む前にしっかりと除外しておくべきです。

鼻腔の試験的切開は汚染度が高く，侵襲性も高い検査法ですので，避けた方が賢明です。以下のガイドラインを，鼻の局所性疾患には適用します。

1. 鼻出血の原因として，真菌と腫瘍は比較的よくみられる。様々な国で最も好発する真菌症はアスペルギルス症である。腫瘍には腺癌，扁平上皮癌，リンパ腫，線維肉腫，軟骨肉腫，血管肉腫，骨肉腫などがある。
2. 鼻生検／洗浄は，硬いカテーテルを可能な限り鼻腔の奥深くまで押し込んで行う。外部から，鼻孔～前頭洞までの長さを計測しておく。大型で硬い尿道カテーテルをその長さに切り（あるいは印をつけて），挿入する。強い吸引が必要。やさしく鼻腔内を生理食塩水で洗浄しても，通常は成果がない。
3. 上顎だけ，もしくは開口して背腹像のX線を撮るのが，診断的価値が最も高くなる方法。腫瘍，真菌感染のどちらでも鼻甲介と鼻中隔の破壊が起こりうる。しかし鼻中隔の偏位が起こるのは通常，腫瘍の場合だけである。
4. 局所性疾患による鼻出血の症例に対して診断をつけるのに，CT検査は非常に有用であり，可能な限り前述の診断方法に先んじて撮影するようにする。

メレナ

メレナは消化管潰瘍，もしくは止血障害により起こります。後者では明白な潰瘍はみられず，抗潰瘍薬の適用にはなりません。

消化管潰瘍からくるメレナは，一次性消化器疾患（例：腫瘍，鉤虫などの寄生虫，異物），あるいは潰瘍を形成する二次性消化器疾患（例：肝疾患，肥満細胞腫，ガストリノーマ，NSAIDs 中毒，副腎皮質機能低下症）により起こります。そのため，メレナがみられた場合，たとえ同時に嘔吐していたとしても，すぐに一次性消化器疾患であると判断しないことが重要です。なぜなら多くの二次性消化器疾患による潰瘍でも，嘔吐が生じるからです（CHAPTER 2 参照）。このことを認識しておかないと，不適切な診断手順（例：内視鏡）を実施することになります。

血尿

血尿はその多くが局所性疾患により生じるのですが，他所での出血と同様に，全身性疾患の結果，生じることがあります。

局所性疾患

局所性疾患が原因となって起こる血尿には，以下のようなものがあります。

- 尿結石
- 腫瘍
  - 膀胱腫瘍（最も多いのは移行上皮癌）
  - 腎盂の腫瘍
  - ポリープ
- 炎症／感染
  - 細菌性膀胱炎
  - 前立腺炎
  - 間質性膀胱炎（猫）
- 特発性
  - 特発性腎出血
- 血管異常

証拠

炎症性下部尿路疾患は通常，排尿困難あるいは頻尿を伴います。頻尿もしくは排尿困難の徴候がない血尿では，腎臓もしくは尿管からの出血（原因は様々），膀胱腫瘍，ポリープ，全身性止血障害を考慮します。

出血部位と排尿過程の関係から，ヒントが得られることもあります。

- もし出血が排尿開始時にみられるならば，下部泌尿器系（膀胱頚，尿道，前立腺，膣，外陰部，ペニス，包皮）の異常が疑われる
- 前立腺炎のある犬ではしばしば，排尿とは無関係に血が滴り落ちる
- 排尿の最後，あるいは排尿中ずっと出血がみられる場合には通常，上部泌尿器系（膀胱，尿管，腎臓）に異常がある

診断アプローチ

局所性疾患による血尿の原因を特定するには，通常，尿検査，尿培養と感受性試験，画像診断が必要になります。これらの検査では病変が同定できず，止血障害が除外されていれば（後述），試験開腹が必要になります。

全身性止血障害

全身性止血障害の診断と理解には，正常な血液凝固過程を理解する必要があります。

血管が傷害されると，いくつかの治癒機転により血管傷害を治そうとします。血栓を形成する要素は相互依存しており，どのレベルで異常が起きても止血障害に至ります。

古典的には，3つのシステム（血管壁，一次止血システム，二次止血システム）が血管傷害の治癒に関与しています。この古典的な血液凝固システムから，多くの一般的な血液凝固試験の基礎が理解できます。しかし古典的アプローチだけでは臨床的にみられる止血異常のすべてを説明することはできません（例えば，第XII因子欠損では臨床的意義はないのに対して，第VII因子欠損では重度の凝固障害が起こる，など）。そのために血液凝固モデルの代替案である「細胞に基づいた」モデルが考案されまし

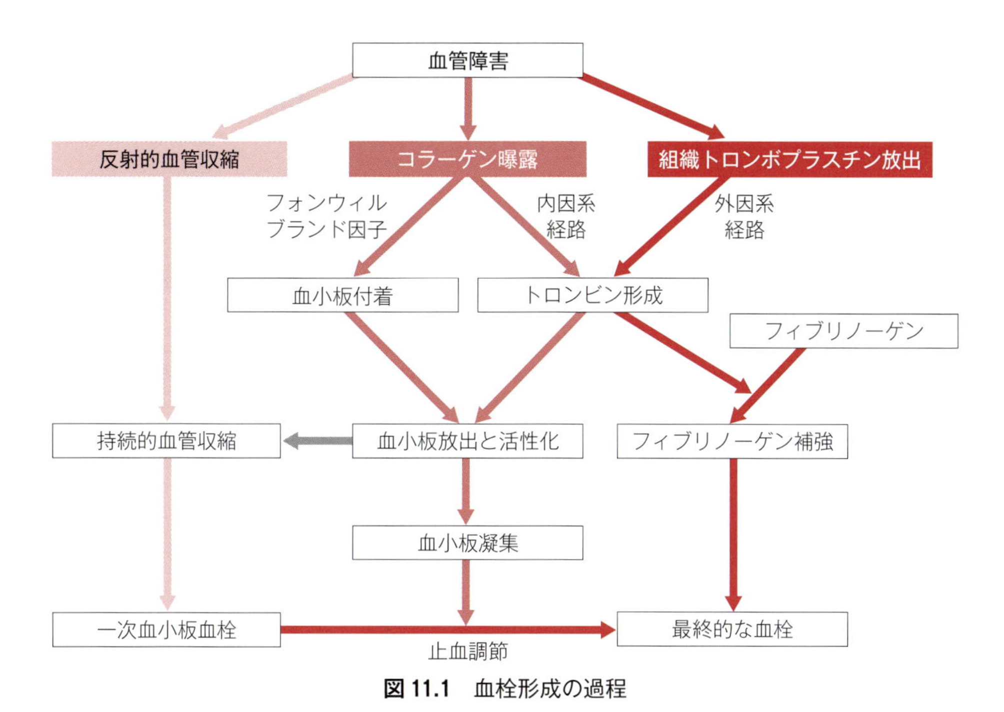

図 11.1　血栓形成の過程

た。血液凝固に関する生理，病態生理についてより深く学びたい方は，成書を参照してください。

図 11.1 に示したように，血管壁の傷害に対する一次血栓の形成には，血管壁機能，血小板機能，血液凝固カスケードのすべてが関与しています。図 11.2 は古典的な血液凝固カスケードを示しています。

出血の原因

出血は以下の場合に起こります。

- 血管壁の異常
  - 外傷
  - 血管炎
- 血小板数の減少
  - 血小板減少症
- 血小板機能不全

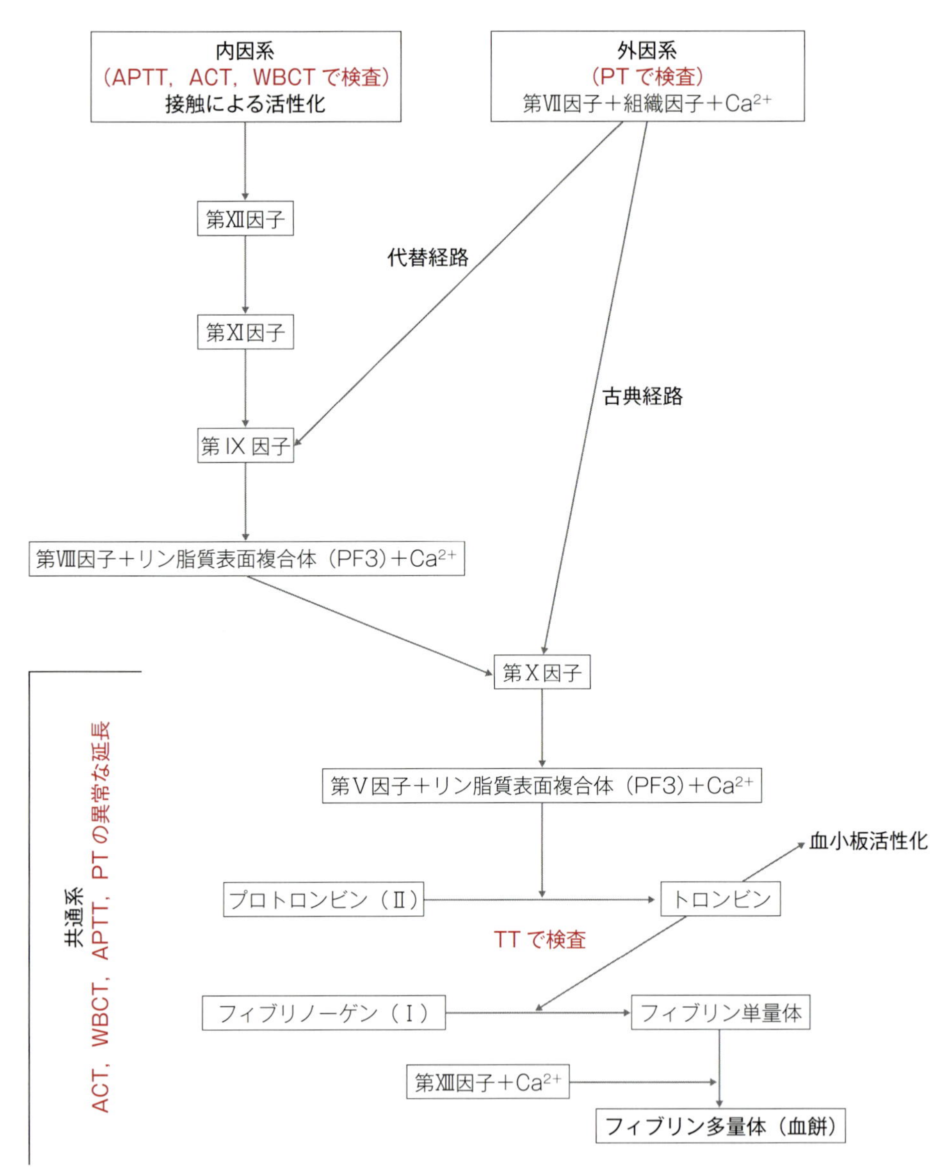

図 11.2　血液凝固カスケード

表 11.1 血液凝固障害に関連した凝固試験の変化

血液凝固障害	凝固試験の結果
内因系の障害（例：血友病 A）	● 活性化血液凝固時間（ACT）の延長 ● 全血凝固時間（WBCT）の延長 ● 活性化部分トロンボプラスチン時間（APTT）の延長 ● プロトロンビン時間（PT）は正常
外因系の障害（例：血友病 B）	● PT の延長 ● APTT は正常
共通系の障害，多因子の障害 ● 先天性共通系欠損（第Ⅱ因子あるいは第Ⅹ因子の欠損） ● 後天性多因子欠損（DIC，肝臓病） ● ビタミンK欠乏（ワルファリン中毒，ビタミンK吸収不良，肝臓病，デボン・レックスの凝固障害）	● WBCT の延長 ● ACT の延長 ● PT の延長 ● APTT の延長 ● DIC ではトロンビン時間（TT）にも異常が現れ，フィブリン分解産物が検出される
フォンウィルブランド病	● 通常，WBCT，ACT，PT，APTT，TT は正常 ● 頬粘膜出血時間と血餅収縮時間の延長
後天的もしくは先天的血小板機能不全	● 頬粘膜出血時間と血餅収縮時間の延長

- フォンウィルブランド因子（vWF）の欠損
- 活性化や凝集の異常

- 外因系もしくは内因系血液凝固カスケードの異常
  - 血友病 A と B
  - ビタミン K 欠乏
  - 播種性血管内凝固（DIC）

さらに，高血圧や過粘稠度症候群のような疾患によっても，出血傾向や血小板機能異常の可能性が高まります。

血液凝固障害の診断

様々な血液凝固障害による凝固試験の変化を表 11.1 にまとめます。

臨床症状

- 血小板数の減少，あるいは血小板機能障害によって，粘膜面からの出血が起こる。例えば点状出血
- 一方，凝固因子障害では（いかなる原因からでも）より深部組織の出血（斑状出血）や体腔内出血が起こる
- 点状出血は血管炎でも生じる

血小板数

最初に行う試験は血小板数の測定です。止血障害を疑って検査をする際には，検査機関に血小板数と指定して提出しましょう。多くの検査機関では指定がない限り，血小板数を定性的にしか算出してくれません。

院内検査機器は便利ですが，不正確なこともあります。獣医師は新鮮血塗抹標本から血小板数を算出する方法に慣れておく必要があります。通常，高倍率視野（×100）あたり8～15個の血小板がみられれば正常です。臨床的な止血異常は血小板数が50 $\times 10^{9}$/L（通常は<30 $\times 10^{9}$/L）を下回らない限り起こりません。これは高倍率視野あたり3～4個の血小板に相当します。塗抹標本の引き終わりに，複数の血小板塊があれば，血液凝固に必要な血小板数があると評価できます。

頬粘膜出血時間

頬粘膜出血時間は容易に計測できますが，標準化した頬粘膜の傷の作成，および血液凝固の詳細なタイミングを観察する必要があります。通常はSurgicutt®のような市販のデバイスを用いて頬粘膜に切り傷をつけます。凝固まで2～4分が正常とみなされます。頬粘膜出血時間は，血小板機能異常の大まかなスクリーニング検査です。血小板機能障害のある動物では（例：フォンウィルブランド病），出血傾向の有無を確認するのに利用できる唯一の方法です。

全血凝固時間（WBCT）

WBCTは内因系と共通系の大まかな機能を調べる検査方法です。ガラス面が内因

系の凝固開始のきっかけとなります。必要なリン脂質は血小板から供給されます。

1〜2 mL の全血をガラス試験管（ストッパー付きのもの）に入れ，30 秒ごとに試験管を転倒混和します。血液が試験管壁を上らなくなったら，完全な凝血とみなします。プラスチックでは凝固活性化が非常に起こりにくいため，プラスチックシリンジのような容器は WBCT の評価には使えません。

室温での正常犬の WBCT は，6.1 ± 0.2 分です。内因系の異常，共通系の異常，重度の血小板減少症で，WBCT の延長がみられます。

活性化血液凝固時間（ACT）

ACT は，界面活性剤として珪藻土を含む試験管に 2 mL の全血を入れて測定します。ACT の異常値は血液凝固カスケードの異常を示唆しており，特に内因系と共通系の異常を示唆しています。ACT は血小板数や血小板機能を反映しません。しかし，微量の血小板第 3 因子が血液凝固カスケードの活性化には不可欠であるため，重度の血小板減少症（$< 10 \times 10^9$/L）があると ACT は延長することがあります。

ACT は室温よりも体温（38℃）で再現性が高まります。ですから ACT 試験はブロックヒーターか加温槽を用いて行うことが望ましく，それらがなければ試験管を手で包んで温めておきます。

ACT が延長していれば，重度の止血障害が示唆されます。ACT は比較的感度の低いスクリーニング検査なので，軽度の二次的な止血異常を見逃すことがあります。活性化部分トロンボプラスチン時間（APTT，後述）は ACT と同じ凝固経路を評価しますが，より感度が高い検査方法です。ですから，ACT が正常でも APTT が延長している場合があるのです。

活性化部分トロンボプラスチン時間（APTT）

APTT では内因系と共通系の評価を行います。クエン酸加血液に第Ⅻ因子活性剤（カオリンあるいはセライト）とセファロプラスチン（血小板リン脂質要求を満たす基質として）を加え，インキュベートします。イオン化カルシウムを添加した後，フィブリンが形成されるまでの時間を計測します。血液凝固因子が欠乏していて，

APTTが延長している場合には，少なくとも30％の凝固因子欠乏が生じています。

プロトロンビン時間（PT）

PTの計測により，外因系の評価を行います。トロンボプラスチンとカルシウムの混合物をクエン酸加血漿に加え，フィブリン形成までの時間を計測します。トロンボプラスチン混合物中のリン脂質により，本試験は血小板機能とは無関係に成立します。第Ⅶ因子の半減期は短いので，PT測定はワルファリン中毒やビタミンK欠乏症に対して非常に感度の高い検査方法です。

トロンビン時間（TT）

TTでは外因性トロンビンに対するフィブリノーゲンの反応性を計測しています。内因系，外因系の凝固経路とは無関係です。低フィブリノーゲン血症を生じる病態（DIC，肝疾患），もしくは無フィブリノーゲン血症を生じる病態（肝疾患）ではTTが延長します。トロンビン阻害剤であるフィブリン分解物やヘパリンによっても，TTは延長します。

フォンウィルブランド因子（vWF）

vWFはクエン酸加血漿を用いて計測します。採血後速やかに赤血球を分離し，プラスチック試験管内に血漿を凍結保存します。本試験はELISAによる検査です。

血小板機能

血小板機能の評価は様々な方法で行われますが，その1つが血餅収縮試験です。この試験は比較的シンプルな検査方法であり，一般の検査機関で実施可能です。

院内で実施できる血小板機能の大まかな検査方法は，以下の通りです。サンプル血液をガラス試験管に入れ，4〜6時間静置します。血餅収縮の計測は，試験管内の血餅の高さと，サンプル全体の高さから算出します。4〜6時間後には，血餅は血清と分離して，液面に対しておよそ50％程度に収縮するはずです。血小板機能不全があるか，あるいは重度の血小板減少症があれば，血餅収縮が低減します（ですから，本試験は主に血小板減少症が除外された凝固障害の症例で有用な検査方法です)。

品質管理

血液凝固試験に干渉する様々な要因があります。興奮により，血小板数の増加，血小板凝集の増加，第Ⅴ因子・第Ⅷ因子・vWF・フィブリノーゲンの増加が起こります。

凝固試験に使用するサンプルは通常，クエン酸入り試験管に採取します。クエン酸ナトリウム1に対して，血液9の割合で採血します。プラスチック試験管あるいはシリコンコートされたガラス試験管のどちらも使用されます（ほとんどのガラス試験管はシリコンコートされてはいません)。vWF 測定のためには，遠心分離の後にプラスチックピペットあるいはシリンジを用いて，プラスチック試験管に血漿を保存します。

クエン酸ナトリウムの量が過剰だと，検査結果の遅延が起こります。カルシウムが減少するとフィブリン血餅の形成が遅れるからです。赤血球増多症だと，1：9の割合ではクエン酸の量が過剰になってしまいます。さらに重要なのは，貧血のサンプルに対して1：9の割合を用いるとクエン酸の量が足りないということです。こうした問題点への対処法は，検査機関に問い合わせてください。

一般に，サンプルの凝固時間が対照サンプルよりも33%以上延長していれば，有意なものと解釈します。基準値と対比する場合には，正常群の5%は基準値（基準値とは平均±2標準偏差）から外れることを，念頭に置いておきましょう。基準値からほんの数秒しか外れていないような場合には，結果の解釈に注意が必要です。凝固時間の短縮には臨床的意義はありません。

血液凝固障害の要因

血液凝固障害の主な要因には以下のようなものがあります。

- 免疫介在性血小板減少症（ITP)
- フォンウィルブランド病
- 薬剤誘発性血小板機能障害
- 殺鼠剤中毒
- DIC

- 住血線虫（*Angiostrongylus vasorum*）感染症（本寄生虫が存在する地域では）

より珍しい要因としては以下のようなものがあります。

- 遺伝性血小板機能不全
- 遺伝性血液凝固因子欠損症
- ビタミンK吸収不良
- 血小板機能の後天的な障害

血小板減少症

血小板減少症が起こる要因には以下のようなものがあります。

- 血小板の不適切な産生
- 血小板の過剰な消費
- 血小板の過剰な破壊
- 感染要因（しばしば，複数の機序が組み合わさって起こる）

血小板減少症と同時に血小板機能障害が起きていない限りは，血小板減少症による出血は通常，血小板数が正常値を大きく下回らない限り起こりません。すなわち通常は血小板数が 30×10^9 個/L，あるいはそれ未満（正常値は 200〜400×10^9 個/L）にならないと出血に至りません。急性出血例では中程度〜高度の血小板減少症が生じますので，正常値よりもやや低い程度の血小板数であれば，過剰に病的であると解釈してはなりません。急性出血例では，血小板減少により出血したのではなく，出血の結果，血小板数が減少しているのです。出血だけで血小板数が 50×10^9/L を下回ることはほとんどありません。

不適切な産生

骨髄における血小板の不適切な産生は，以下のような場合に起こります。

- 一次性骨髄疾患である，骨髄癆（造血細胞が腫瘍もしくは炎症組織により置換される）のような疾患
- エストロゲンや細胞毒性のある薬剤による血小板産生抑制。他にも様々な薬剤が血小板減少症を起こす。その多くが，貧血や好中球減少症も起こす。一般に，骨

髄異常による血小板減少症では，他の血液細胞にも減少がみられる。例外としては初期のエストロゲン中毒があり，この場合は好中球増多症が通常観察される（好中球減少症は後期になって起こる）。内因性エストロゲン中毒は精巣もしくは卵巣の腫瘍化により起こり，血小板減少症を生じると報告されているが，頻度はまれである

- 猫のレトロウイルス感染症（FeLV，FIV）により血小板減少症が起きることがある。投薬歴のない猫で血小板減少症がみられたならば，感染症を考慮する必要がある

過剰な破壊

血小板の過剰な破壊が生じるのは，通常は免疫介在性疾患においてです。犬では免疫介在性血小板減少症が血小板減少症の最多要因ですが，猫ではまれです。免疫介在性血小板減少症は一次性の免疫介在性疾患である場合と，生ワクチンにより誘発される場合，あるいは腫瘍などの基礎疾患により二次性に生じる場合があります。内毒素症や敗血症によっても，血小板の過剰破壊が起こります。

免疫介在性血小板減少症の確定診断は難しく，第Ⅲ血小板因子の検査（一般には検査できず，検査してもしばしば陰性です），抗血小板抗体の計測（一般には検査できません），骨髄検査（巨核球のまま成熟が停止していることを検出します）といった検査が必要となります。

しかし，少なくとも犬では，病歴聴取からエストロゲン中毒が除外され，血小板減少症を誘発するような投薬歴あるいはワクチン歴がなく，DIC を起こすような基礎疾患の徴候がなく（もしくは血液凝固試験により否定され），地理的要因から感染症が除外でき，血小板数が出血に至るほど低下（30×10^9 未満）していない場合には，免疫介在性血小板減少症の診断は通常，末梢血液塗抹像単独でつけることができます。

猫では FeLV と FIV 感染症，そして血小板産生を阻害するようなその他の要因がないかを徹底的に検査する必要があります。なぜなら猫では，血小板減少症の原因が免疫介在性の血小板破壊であることはまれだからです。

過剰な消費

血小板の過剰な消費は，DIC で起こります。DIC は血管内における凝固活性化と線維素溶解が同時に生じることで起こります。その結果，多臓器で血栓症が生じ，血小板と血液凝固因子が消費され枯渇し，フィブリン分解産物（FDPs）が血小板機能を障害します。

微小血管障害でも過剰な消費や滞留が生じる可能性があります（溶血性貧血との関連も考えられます）。

感染性要因

犬エーリキア症，ロッキー山紅斑熱，周期性血小板減少症，アナプラズマ症，バベシア症などのダニ媒介性疾患は，いずれも血小板減少症を引き起こします。これらの疾患が存在している地域，あるいはそうした地域への旅行歴のある動物では，感染性要因を考える必要があります。

住血線虫（*Angiostrongylus vasorum*）に感染した犬でみられる出血傾向には様々な止血障害が関与しており，血小板減少症もその 1 つです。止血障害の機序は現時点では不明です。慢性 DIC が最も可能性の高い説明ですが，住血線虫感染により重度の血小板減少症と後天性フォンウィルブランド病を合併した報告もあります。駆虫することで，止血障害も解消します。

複合要因

臨床的に有意な血小板減少症のまれな要因としては，溶血性尿毒症症候群，血栓性血小板減少性紫斑病，内毒素症，血管炎，脾腫，脾捻転，急性肝壊死などに伴う血小板の消費亢進，滞留，破壊があります。

結論

他の様々な臨床症状と同様に，出血のある動物では系統立てたアプローチ法が必要です。そのためには病態生理学的な根拠が必要となるため，各検査の結果を適切に解釈しないといけません。出血のある動物に直面して，まず最初にするべきことは，器官を明確にすることです。その出血は局所的な疾患からくるものでしょうか？　全身的な疾患からくるものでしょうか？　答えは明白なこともありますし，精査が必要なこともあります。しかし局所性疾患を評価するために生検のような侵襲的な検査を，凝固系が正常かどうか確認せずに実施してしまうような重大な失敗を避けるためには，そのような自問が必要なのです。

CHAPTER 12

多飲多尿，尿濃縮機能不全

多飲多尿（PU/PD）は，小動物臨床ではよく遭遇する主訴です。その原因は，臨床的に重要でないものから，命を脅かすものまで様々です。系統立てられた論理的な診断アプローチと多飲多尿の背景にある病態生理への理解が，多飲多尿の症例に対する検査と治療を成功させるためには必須です。症例を評価するにあたり，尿濃縮機能不全がみつかれば，多尿を起こす疾患もまたみつけられます。まずは多飲多尿の病態生理を解説し，続いて系統的な診断アプローチを紹介します。

病態生理

多飲多尿のメカニズムの分類

多飲多尿が起こる理由はたったの２つしかありません。その動物が水を飲みすぎるあまりに自然な帰結として多尿となっているか，あるいは腎臓の尿濃縮機能不全から多尿となり，失われた水分を補うために多飲となっているかのどちらかです。

多飲多尿の原因が飲水量の増加である場合，問題点は一次性多飲に分類されます。複数の一般的な内分泌疾患から一次性多飲が起きることが分かっていますが，一次性多飲のある動物の大部分は，他に何の問題も見当たりません。実際には，行動異常か大脳皮質機能異常であり，さらに一次性（頭蓋内）または二次性（頭蓋外）異常に分かれます（CHAPTER 7 参照）。

尿量の増加を補填するために多飲となっているならば，これは明らかに腎臓の尿濃縮機能不全が原因です。腎臓の尿濃縮能は複数の要因から成り立っており，それら要因のいずれもが尿量を増やし，結果として多飲に至ります。

ネフロンの数と機能の減少

腎皮質から髄質へと腎臓間質の浸透圧勾配を形成することが，尿濃縮には必須です。この浸透圧勾配の作成と維持には，正常に機能するネフロンが正常数なければなりません。ネフロンの機能が低下すれば，腎臓間質の浸透圧勾配が衰え，尿細管の調節能が低下し，尿濃縮能が損なわれます。

ネフロン数を大きく減らすような疾患，あるいはネフロン数は正常でも間質の浸透圧勾配を作れなくなるような疾患になると，尿量は増えて多飲となります。

抗利尿ホルモン（ADH）機能障害

尿濃縮能が損なわれ，その結果として多飲となる第2のメカニズムは，腎臓間質の浸透圧勾配は正常ながら，浸透圧勾配に従って尿細管から間質へと水を移動させる部位（集合管）の水透過性異常です。集合管における水と尿素の透過性を決めているのが，抗利尿ホルモン（ADH）と集合管のその受容体との結合です。このプロセスが障害されるのは，一次性のADH欠損か，あるいは全身性のADHの受容体への結合または受容体の活性化を妨げるような要因です。

糸球体濾過と浸透圧の変化

尿濃縮能が障害される第3のメカニズムは，腎臓そのものの変化ではなく，尿細管内の原尿に浸透圧を高める分子が過剰に含まれている場合です。すると，尿細管と間質の浸透圧勾配が少なくなるので，間質の浸透圧勾配と集合管の水透過性は全く正常なのにもかかわらず，尿細管から間質へと移動できる水分が減ります。

まとめ

前述のように，多飲多尿に至るメカニズムは病態生理から分類できます。水分摂取量が増えるか，あるいは原尿の濃縮能が損なわれるかのいずれかです。

つまり，多飲多尿の原因は，

1. 一次性多飲。一次性多飲が原因となり多飲多尿を起こしている疾患には，以下のようなものがある

○心因性多飲

○副腎皮質機能亢進症（病態の一部として尿濃縮機能不全も併発している場合がある）

○肝性脳症（病態の一部として尿濃縮機能不全も併発している場合がある）

○甲状腺機能亢進症

○口渇中枢を障害するような視床下部の病変（まれ）

○口渇中枢を刺激する薬剤（例：フェノバルビタール）

2. 構造的な尿細管障害による腎髄質浸透圧の低下。この機序により多飲多尿となる疾患には以下のようなものがある

○慢性腎臓病（CKD）

○腎盂腎炎

○腎石灰沈着

3. ネフロン機能障害の結果，腎髄質浸透圧が低下するもの。この機序により多飲多尿となる疾患には以下のようなものがある

○低ナトリウム血症

…副腎皮質機能低下症

…重度の腸管からのナトリウム喪失

○髄質間質での尿濃縮能低下

…ADH 欠乏／機能不全（「病変を明確にする」参照）

…肝疾患？

○高カルシウム血症，低カリウム血症，内毒素症，腎盂腎炎，これらすべての疾患で正常な尿細管機能が損なわれるために髄質の濃度勾配が保たれなくなる

4. ADH 機能不全あるいは機能障害。この機序により多飲多尿となる疾患には以下のようなものがある

○尿崩症

○副腎皮質機能亢進症

○高カルシウム血症

○低カリウム血症

表 12.1 多飲多尿の病態生理

疾患	病態生理
心因性多飲	心因性多飲は行動異常であり，一次性の多飲からくる代償的（かつ適切な）多尿を引き起こす。原因は不明だが，おそらくは心理的な不安が一部の動物では原因となっていると考えられている
副腎皮質機能亢進症	犬の副腎皮質機能亢進症で多飲多尿が起こるメカニズムはよく分かっていない。コルチゾールが ADH の機能に干渉しているものと考えられている。しかし，しばしば，副腎皮質機能亢進症の犬をはじめて入院させると，飲水量および尿量が減少することがあり，そこからコルチゾール以外の要因が重要であることが示唆される。人では，副腎皮質機能亢進症があっても，あるいはコルチコステロイド製剤を使用していても，多飲多尿は起こらないことが興味深い種差である。臨床上の印象としては，猫がコルチコステロイド治療を受けて多飲となることは，犬に比べるとわずかであり，そこにも興味深い種差がありそうである
肝疾患	肝疾患，特に門脈体循環シャントによる脳症で，多尿が起こるメカニズムは分かっていない。様々な仮説が提唱されており，（腎臓）髄質の尿素濃度が減少していることが一因かもしれない。しかし門脈体循環シャントの犬の一部は，（水制限により）尿の濃縮が可能だが，その他の犬では濃縮不能である。可能性としては，多尿ではなく多飲が一次的であり，かつ脳症の結果起きている神経行動学的な異常なのかもしれない
甲状腺機能亢進症	甲状腺機能亢進症により多飲多尿が起こるメカニズムには，複数の要因が関与している。サイロキシンは糸球体輸入細動脈を拡張させることで腎血流を増加させ，糸球体濾過量（GFR）の上昇と，過剰濾過を起こしている。腎血流が増加することで髄質の溶質が洗い流されてしまい，尿濃縮能が損なわれていると提唱されている。また，甲状腺中毒症により視床下部機能が障害され，一次性の強迫的な多飲が起きている可能性がある。甲状腺機能亢進症の人では，浸透圧受容体がリセットされており，血漿浸透圧から推測される以上に渇感を覚える。同じことが猫の多飲では重要な要因となっていると考えられている

疾患	病態生理
尿崩症	中枢性尿崩症はADHの欠乏により起きており，結果として遠位集合管からの水と尿素の再吸収が損なわれる。すると水分喪失だけでなく，尿素再吸収不全により髄質の浸透圧が低下することとなり，さらにヘンレのループからの水再吸収が減少する。尿崩症は遺伝的であることも，後天的（例：腫瘍，外傷，特発性）であることもある。腎性尿崩症は，ADHへの反応欠如と定義されている。最もありうる原因は，表12.2で示した腎臓の後天的なADHへの反応不全である。遺伝的な腎性尿崩症は非常にまれである
高カルシウム血症	高カルシウム血症はADHの集合管への作用を損なうが，詳しいメカニズムは不明である。細胞外カルシウム感知受容体（CaSR）が関与していると考えられている。管腔内のカルシウムが増加すると，CaSRは集合管におけるADH依存性の透過性を低下させる。さらに，集合管の水チャンネル（アクアポリン-2）の発現が低下する。その効果は部分的であることも，全体に及ぶこともある。その他に提唱されているメカニズムとして，ヘンレのループでのNaCl輸送障害や渇感中枢への直接刺激などがある 高カルシウム血症はまた，糸球体輸出細動脈を収縮させて糸球体濾過量を低減させ，初期であれば可逆性の高窒素血症を引き起こす。徐々に輸尿管機能の障害は不可逆的なものとなり，腎石灰化による高窒素血症に至る
低カリウム血症	低カリウム血症は，ADH抵抗性からくる軽度～中等度の尿濃縮機能不全を引き起こす。アクアポリン-2は発現が低下し，集合管の水透過性が減少する
子宮蓄膿症	子宮蓄膿症では，細菌感染（大腸菌）によりADHへの反応性が低下するが，尿の濃縮は可能である

（次ページへつづく）

表 12.1　多飲多尿の病態生理（つづき）

疾患	病態生理
腎盂腎炎	腎盂腎炎は，多飲多尿の原因として認識が不十分な要因である。腎臓間質の炎症により，髄質の浸透圧勾配が維持できなくなって，多飲多尿になる。感染（特に大腸菌によるもの）でも，子宮蓄膿症のように，ADH 機能不全が起こる。このように，尿比重の異常は腎臓の構造と機能，両方のメカニズムにより起きている。特筆すべきは多飲多尿の程度である。腎盂腎炎の動物では高窒素血症は起こらず，多飲多尿だけが起こる。つまり真の腎不全ではない。感染が軽快すれば，尿比重は完全に改善する。また下部尿路に限定した尿路感染症（つまり併発症のない膀胱炎の場合）では，頻尿がみられるが，多飲多尿は起こらない
副腎皮質機能低下症	いかなる要因からでも低ナトリウム血症になると尿濃縮異常が起こるが，明白な多飲多尿はみられない。ナトリウム喪失により腎髄質の浸透圧が低下することが，尿濃縮異常の原因である。低ナトリウム血症はまた，ADH 分泌に対する浸透圧刺激を低下させ（血清浸透圧の低下），そのため脱水があるにもかかわらず薄い尿が出る
糖尿病	糖尿病でみられる一次的な多尿は，尿中のグルコースによる浸透圧効果によるものである
慢性腎臓病	尿濃縮と尿希釈の両方が慢性腎臓病では損なわれる。機能しているネフロン数が減少すると，一次性の多尿が起こる。残存するネフロンが様々な溶質を調節・排泄することによる浸透圧利尿がその一因である。尿素がおそらく最も主要な浸透圧要因であるが，残存するネフロン群が尿素の排泄率を増加させることはできないため，残存ネフロン群の GFR がある程度まで増加する。腎髄質の構造の乱れにより，対向流交換メカニズムが損なわれる。ADH への反応性低下もあると推測されている

○子宮蓄膿症

○腎盂腎炎，特に大腸菌が起因菌であるもの

5. 浸透圧利尿。この機序により多飲多尿となる疾患には以下のようものがある

○糖尿

…糖尿病

…尿細管障害

表12.1には，各種疾患により多飲多尿が生じる病態生理学的な機序の詳細をまとめています。

多飲多尿，あるいは尿濃縮機能不全のある動物に対する診断アプローチ

問題点を明確にする

多飲多尿を主訴に受診した動物を評価する際の最初のステップは，本当に多飲多尿が存在しているのかを確認することです。飲水量の増加が正常な生理的反応ではないかを確かめます。例えば，多量の水様下痢を呈している動物では，水和状態を保つために普段よりも多量の水を飲むことが多くあります。さらに，胃炎のある動物でもしばしば多飲がみられますが，すぐにそれを吐き出すので，真の多飲とはいえません。運動や気温の上昇によっても，通常より多く飲水するようになります。これも適切な生理的反応に過ぎません。こうした過剰な飲水により，結果として過剰に排尿（その逆も）している動物では，なぜ飲水量が増えているのかを調べる必要があるでしょう。

多尿の動物が，尿失禁を主訴に受診する場合があることを認識しておくことが大切です。飼い主は，動物の飲水量が普段よりも増えていることに気づいていないかもしれません。飼い主は頻尿と多尿を混同していることもあります。

多飲の確認

犬の多飲の定義は，維持量の2倍の飲水をしていることであり，1日におよそ100 mL/kgに相当します。猫では1日に50 mL/kgを超える飲水があればおそらく過剰であり，多飲多尿の徴候です。多飲を確認するには，その動物の飲水量を測定しな

ければなりません。しかし特に病院内のようなストレスのかかる環境下では，多飲のある動物でも飲水量が一時的に減少してしまいますので，理想的には飼い主に依頼して家庭での飲水量を測定してもらいます。

もちろん家庭での飲水量計測が非常に困難であることもあります。多頭飼育の場合や，動物が池や水たまり，トイレなど制御不能な場所で飲水している場合などです。もし飼い主が，犬や猫（特に猫）が普段よりかなり頻繁に水を飲んでいることに気づいたならば，おおまかに動物が飲んでいる量を聴取し（例：「以前は１日あたりアイスクリームの容器に１杯の水を与えていたのに，今では１日に３回もあげないといけないんです」），そして尿（飼い主に取ってきてもらうか，院内で採尿したもの）が適切に濃縮されていなければ，正確な飲水量が分からなくとも，多飲があると判断できるでしょう。

関連する問題

多飲多尿の病態生理と診断アプローチに関する問題が他にもあります。

動物が脱水していたり血液量が減少している場合，適切な腎臓の反応としては，少なくとも尿比重（SG）が1.030（犬）もしくは1.035（猫）以上になるよう濃縮した尿を作ります。脱水した動物で尿比重が1.030未満である場合には，定義としては不十分な尿濃縮能であり，なんらかの腎機能不全（一次性構造的腎機能障害，または腎外機能不全）があることになります。

高窒素血症の動物で尿比重が1.030（猫では1.035）未満であれば，尿濃縮能に障害があることになります。もし高窒素血症が腎前性要因によってのみ生じており，尿濃縮能が正常であったならば，尿比重は1.030（猫では1.035）を超える数値になるはずだからです。

ですから，この章で記載する病態生理学的な原則と診断アプローチは，以下の３つの問題に関してのものです。それらは併発する場合も，しない場合もあります。

- 確証のとれた多飲
- 脱水のある動物での希釈尿
- 高窒素血症のある動物での希釈尿

尿比重を測定する

その動物が本当に多飲もしくは多尿であることが確認できたならば，最初に行う最も重要な診断ステップは，尿比重を測定することです。尿比重が分からなければ，その他の病的な症状を適切に解釈できません。しかし，他の臨床症状も加味して考えることも大切で，現実的に鑑別診断を考える上では大いに影響するからです。例えば，その動物に多食の症状も出ていれば，採尿を行う前の時点でも，合理的に考えられる疾患は非常に絞り込まれてきます。

- 尿比重が1.008（猫では1.006）未満であるならば，能動的に希釈されている
- 尿比重が1.008～1.012であれば，希釈も濃縮もされていない
- 尿比重が1.012を超えるならば，いくらかは濃縮されている。しかし濃縮の程度が適切であるかを引き続き考える必要がある

正常な動物では，生理的な状態に応じて様々な尿比重を呈します。ですから尿比重は常に，動物の水和状態を考慮して解釈しなければなりません。尿比重が1.012を超える場合にはいくらかの濃縮は起こっています。ですが糸球体濾過量が減少していることが疑われる動物，つまり脱水，高窒素血症，その両方が存在する場合では，濃縮が不十分であるかもしれません。

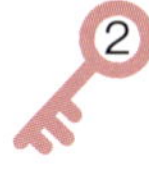

器官を明確にする

重要な質問：構造的か？　機能的か？

前述したように，持続的な多尿は一次性多飲（事実上の行動異常）か，もしくは尿を適切に濃縮できないことで起こります。後者は構造的な腎障害（つまり一次性腎疾患）あるいは機能的腎障害（腎外疾患）の結果です。

機能的（腎外）異常とは，腎臓以外の要因により腎機能が障害されることで尿濃縮能が損なわれて起こります。例えば，腎髄質の高張性の減少（低ナトリウム血症で起こる）やADH機能不全（ADH欠乏症，あるいは高カルシウム血症・子宮蓄膿症・低カリウム血症などの疾患から二次的にADH機能が損なわれる場合）が原因となります。言い換えると，病気の原発巣が腎臓内ではなく，他のどこかにあって，腎臓は単に「メッセンジャー」の役割を果たしているに過ぎないのです。

尿が非常に希釈されている（低張尿）ならば，可能性のある鑑別診断のリストは限られたものとなります（表 12.2 参照）。そして原因となる疾患の鑑別は比較的シンプルなものです。構造的腎疾患（通常は慢性腎臓病）は，腎盂腎炎以外は除外できます。なぜなら低張尿にまで尿を能動的に希釈するには，正常数のネフロンが存在していなければならないからです。

尿比重が 1.008～1.030 の間であれば，最初に考えることは，水和状態に対して不適切に希釈されているのではないかということです。もし脱水しており，腎機能が正常であるならば，尿比重は 1.030（犬）もしくは 1.035（猫）を超えていなければなりません。そうでなければ，腎機能障害が存在しています。腎機能障害は構造的な異常と機能的な異常が考えられます。

尿が濃縮されているならば，採尿した時点で多尿ではなかったか（一次性多飲の症例で起こりえます），あるいは採尿時に本当に多尿だったならば，尿中に多尿を生じるような浸透圧を生み出す溶質（最も一般的なものはグルコース）が存在しているはずです。

表 12.2 には，多飲多尿あるいは尿濃縮不全の鑑別診断の概略をまとめています。

その動物の尿濃縮状態を把握することによって，次に獣医師は各カテゴリーごとに類症鑑別を進めていくことに専念できます。

器官と局在を明確にする

低張尿

持続的な低張尿のある動物が慢性腎臓病であることはありえません。低張尿は能動的に希釈されており，これは慢性腎臓病の動物にはできないことです。ですから，当然のこととして，多飲多尿と低張尿のあるすべての動物には，機能的な腎障害が起きていることになります。表 12.1 に記載したように，腎盂腎炎は矛盾しているように思えます。腎盂腎炎では腎臓に構造的な変化（炎症）が生じていますが，多飲多尿の機序としては（ADH 機能障害と同様に）間質浸透圧勾配の変化が関与しており，慢性腎臓病のようにネフロンの絶対数が減少しているのではないのです。むしろネフロン数は正常にもかかわらず，その機能が損なわれて多飲多尿が生じています。

表 12.2　多飲多尿あるいは尿濃縮不全の鑑別診断

尿濃縮	鑑別診断	有用な検査
低張尿 尿比重＜1.008	心因性多飲	水制限試験
	尿崩症*	水制限試験／ADH 反応試験
	高カルシウム血症	血清カルシウム濃度（総およびイオン化）
	副腎皮質機能亢進症	低用量デキサメタゾン抑制試験と ACTH 刺激試験
	子宮蓄膿症	白血球像と腹部画像診断
	腎盂腎炎	尿検査，尿培養と薬剤感受性試験
	肝疾患	ALT，ALP，胆汁酸，アルブミン
	低カリウム血症	血清カリウム濃度
	副腎皮質機能低下症（通常は等張尿もしくは高張尿を伴うが，時折，低張尿を呈することがある）	白血球像，血清ナトリウム濃度，ナトリウム：カリウム比，コルチゾール基底値，ACTH 刺激試験
適切な濃縮がみられない 尿比重 1.008～1.030	慢性腎臓病	尿素，クレアチニン，リン酸，イオヘキソール
	高カルシウム血症	血清カルシウム濃度（総およびイオン化）
	副腎皮質機能亢進症	低用量デキサメタゾン抑制試験と ACTH 刺激試験
	肝疾患	ALT，ALP，胆汁酸
	糖尿病	血糖値と尿糖
	子宮蓄膿症	白血球像と腹部画像診断
	腎盂腎炎	尿検査，尿培養と薬剤感受性試験
	低ナトリウム血症	血清ナトリウム濃度，ナトリウム：カリウム比，安静時コルチゾール値，ACTH 刺激試験
	低カリウム血症	血清カリウム濃度

（次ページへつづく）

表 12.2　多飲多尿あるいは尿濃縮不全の鑑別診断（つづき）

尿濃縮	鑑別診断	有用な検査
濃縮されている 尿比重＞1.030	糖尿病	尿糖と血糖値
	腎性糖尿	尿糖と血糖値

[補足]

＊部分的な中枢性尿崩症（ADH は低値ながら完全には欠損していない）の動物では，脱水していると等張尿が出ることがある

＊部分的な尿崩症（中枢性もしくは腎性）の動物では時折，低張尿と等張尿の両方が出ることがある

● 多飲多尿および低張～高張まで様々な比重の尿がみられるその他の疾患としては，甲状腺機能亢進症，赤血球増多症，褐色細胞腫，多発性骨髄腫，一次性上皮小体機能低下症などがある

● 急性腎不全の多尿期と尿路閉塞後には多尿が生じることがある

持続的な低張尿は，中枢性尿崩症と一致する症状であり，また一次性多飲の動物でもみられる症状です。しかし留意しておくべきことは，部分的中枢性尿崩症の動物では，尿比重が 1.008 を超えている場合もあるということです。

副腎皮質機能亢進症，肝疾患，子宮蓄膿症，甲状腺機能亢進症，低ナトリウム血症，腎盂腎炎，高カルシウム血症，これらの疾患すべてにおいて低張尿が起こります。しかし表 12.2 にあるように，尿比重が 1.008～1.030 の間であることもありえます。

内出血を起こした犬，例えば脾臓の血管肉腫に罹患した犬では，重度の多飲多尿と低張尿を呈することがあります。これは矛盾しているようにも思えます。なぜなら出血は ADH を放出させる刺激となり，ADH は高値だと昇圧作用を示します（そのため，血圧上昇ホルモンとも呼ばれています）。すると水分保持能力が高まるために，尿濃縮と血液希釈が起こるはずです。内出血症例で多尿と低張尿がみられるのは，重度の出血により循環血液量が減少し，それが口渇刺激となって飲水する結果，初期に血液希釈が生じたことに対する代償反応（過剰な水分を排出する反応）なのです。

水制限試験を行うべき時とは？

低張尿がみつかったからといって，最初に水制限試験を行うべきではありません。肝疾患，高カルシウム血症，副腎皮質機能亢進症，甲状腺機能亢進症，低ナトリウム血症，子宮蓄膿症によって尿濃縮能が様々に変化することがありますが，水制限試験ではほとんど鑑別ができません。高窒素血症があれば水制限試験は絶対に禁忌です。高窒素血症の動物ではこの試験はうまくいきません。

さらに，水制限試験と診断の遅れは，特に高カルシウム血症の動物では有害となることがあります（子宮蓄膿症の動物では，他の臨床症状から比較的容易に診断がつけられることを想像するとよいでしょう）。そのため，最初のステップとしては肝疾患，副腎皮質機能亢進症，子宮蓄膿症，甲状腺機能亢進症，腎盂腎炎，高カルシウム血症などが存在するかを解明する方向に踏み出すとよいでしょう。

肝疾患（最も多いのは肝性脳症），高カルシウム血症，甲状腺機能亢進症，副腎皮質機能亢進症，腎盂腎炎，子宮蓄膿症，これらの疾患による多飲多尿の診断は，病歴，身体検査，各種の検査によって比較的容易につけられることでしょう。

ですから，低張尿を伴う多飲多尿の動物に対して，水制限試験の実施を検討するのは，入院下でも過剰な飲水が続いていて，前述したようなADH機能不全に至るような腎外疾患の徴候がみられない場合です。言い換えるなら，環境を変えても過剰な飲水が続く一次性多飲のある症例と，ADH欠乏症とを鑑別するために行うのです（以下の項で詳説します）。

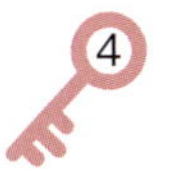

病変を明確にする

低張尿の要因の鑑別

肝疾患

肝疾患では通常，多飲多尿に加えてその他の臨床症状を伴っており，血漿中の肝酵素値と胆汁酸値測定により，たとえ軽度な異常しかみられなくとも，調べられます。しかし，肝胆道系疾患が確認された症例の最大25％で胆汁酸値が25 μm/L未満であったことを覚えておいてください。

高カルシウム血症

高カルシウム血症は，血中カルシウム濃度を測定すれば診断できます。理想的には，イオン化カルシウムと総カルシウムの両方を測定します。通常は全身症状を伴っており，例えば，食欲不振や消化器症状が現れます。しかし一次性上皮小体機能低下症の動物では，驚くほど一般状態がよいことがあります。

子宮蓄膿症

子宮蓄膿症の動物では多飲多尿に加えて他にも臨床症状があるため，診断に迷うことはないでしょう。

腎盂腎炎

多飲多尿の原因として，腎盂腎炎はあまり認識されていません。尿検査で尿路感染の証拠がみつかることもありますが，非常にわずかな徴候でしかないこともあります。そして無症状（例えば，血尿や蛋白尿がない）だとしても，除外診断はできないのです。多飲多尿の症例で，適切な血液検査を実施しても原因の説明がつかないのであれば，尿培養と薬剤感受性試験の実施が強く推奨されます。

甲状腺機能亢進症

甲状腺機能亢進症は，猫では真っ先に疑われる疾患であり，通常は他の臨床症状および血中サイロキシン（T4）値の上昇を伴います。

副腎皮質機能亢進症

副腎皮質機能亢進症の診断はもう少し難しくなります。罹患動物には他の臨床症状がない場合があるからです（一部には典型的な症状である，脱毛や皮膚の菲薄化，ポットベリー，肝腫大といった徴候がみられます）。

低用量デキサメサゾン抑制試験が確定診断あるいは除外診断のためには必要ですが，本疾患に罹患した動物の大部分ではALPやコレステロール値の上昇，白血球のストレスパターンがみられます。そのため，多飲のある動物で他に臨床症状がなく，血液塗抹にも血液生化学検査にも変化がみられなければ，副腎皮質機能亢進症の可能性は低いでしょう。しかし副腎刺激試験を実施しなければ，完全に除外診断はできません。

副腎皮質機能亢進症の犬は通常，全身状態は良好です（つまり，食欲は正常で，精神状態・反応も良好です）。もし犬の全身状態がよくなければ，副腎以外の疾患を疑うべきでしょう（たとえ副腎皮質機能亢進症が同時に存在していたとしても）。

低用量デキサメサゾン抑制試験と ACTH 刺激試験は，副腎以外の疾患で全身状態が悪化している動物では異常値が出ることがあります。そのため試験結果の解釈は，犬の全身状態を加味して行うことが非常に大切です。併発疾患があって，それでもなお副腎皮質機能亢進症の存在が疑われる場合には，副腎刺激試験を実施するのは，併発疾患が軽快して犬の全身状態が改善されるまで延期しましょう。

すべての検査結果が正常だったらどうするか？

多飲多尿と低張尿の他に臨床症状のない動物で，血球数，血中カルシウム値，血中 ALP と ALT，T4，絶食時と食後の胆汁酸値，アルブミン値，コレステロール値がいずれも正常で，尿培養の結果が陰性であれば，閉鎖性子宮蓄膿症，高カルシウム血症，甲状腺機能亢進症，腎盂腎炎，そしておそらくは肝疾患が鑑別診断リストから除外できます（肝性脳症は完全に除外できますが，胆汁酸はその他の肝疾患においては感度が低い検査となるため，病期が進行していても正常値なことがあります）。副腎皮質機能亢進症の可能性は低いのですが，理論的にはありえますので，低用量デキサメサゾン抑制試験や ACTH 刺激試験を行って検査すべきでしょう。

尿崩症 vs 一次性多飲

ここまでくれば獣医師は，尿崩症と行動学的要因からくる一次性多飲とを鑑別することに注力できます。行動学的な多飲とは，心因性多飲とも呼ばれるものです。一次性多飲のある動物ではしばしば，環境が変わると水分摂取量が変化します。そして特殊な検査に進む前に行う実際的なアプローチとしては，動物を入院させて飲水量を測定する方法があります。もし飲水量が正常まで減少するならば，一次性多飲の診断がつけられます。もし飲水量が減少しなければ，一次性多飲多尿のそのほかのあらゆる要因を除外した上で，尿崩症と一次性多飲とを水制限試験を用いて鑑別していきます。

水制限試験は，脱水がみられた時点で終了するべきということを覚えておきましょう。正常な尿濃縮能のある動物では，脱水が起こるまでに長い時間を要します。一方，尿崩症の動物では飲水が制限されても尿濃縮能が欠損しているために，非常に早く（数時間のうちに）脱水状態になります。不可逆的な高ナトリウム血症を起こさないために，体重，PCV，血漿蛋白，血中尿素値を細かくモニターしておくことが必要です。例えば，水を抜いたまま一晩おいて，翌朝に尿比重を測るような方法はいけません。もし本当に尿崩症の動物であれば，脳がポテトチップスのように乾燥してしまい瀕死の状態になってしまうでしょう。

一次性多飲の動物では通常，尿を適切に濃縮できます。しかし時折，重度の多尿により二次的に腎髄質が洗い流されてしまって，濃縮能が損なわれている場合があります。塩分投与のあり／なしで，部分的水制限試験が必要になる症例もあります。もし一次性多飲を除外するために水制限試験を検討しているならば，飼い主に1日のうちに何度か採尿してもらいます。しばしば，そうした犬では一部の尿だけで低比重なことが分かります（なぜなら，過度に飲水していない時間帯には正常に尿を濃縮できるからです）。例えば，長時間散歩させた後のタイミングが，濃縮された尿を採取するには適しています。そうすれば，水制限試験を実施する必要がありません。

ADH 反応試験

もし動物が脱水を起こすまで十分な時間，水制限試験を受け，それでも尿比重が低張尿のままであって，さらに適切な検査を実施して副腎皮質機能亢進症，高カルシウム血症，肝疾患，甲状腺機能亢進症，腎盂腎炎，子宮蓄膿症が除外診断されているならば，中枢性尿崩症が最も可能性の高い診断であり，ADH への反応を評価していくことになります。

ADH への反応がみられれば（2.5～5.0 単位のタンニン酸ピトレシン筋注，あるいは 0.5 単位 /kg の水溶性 ADH 筋注），中枢性尿崩症と確定できます。もしタンニン酸ピトレシンが利用できなければ，デスモプレシン酢酸塩（Minirin）液を点眼する方法があります。反応がなければ，腎性尿崩症が示唆されます（非常にまれな疾患であり，物議を呼ぶ診断名です)。

実際的には，尿崩症が非常に疑わしい犬に対しては，水制限試験を行わず，デスモプレシン反応試験を行う方が安全かつ簡便でしょう。

尿比重が 1.008 を超える場合

本当に多飲多尿がある，もしくは脱水している，もしくは高窒素血症がある場合には，尿比重が 1.008～1.030 の範囲であったとしても，それは尿濃縮能の障害である証拠に過ぎません。

表 12.2 に示したように，尿比重が 1.008～1.030 の間の不適切な希釈尿の場合には，鑑別診断としては腎疾患，副腎皮質機能亢進症，糖尿病，高カルシウム血症，子宮蓄膿症，甲状腺機能亢進症，低カリウム血症，副腎皮質機能低下症，腎盂腎炎，肝疾患が考えられます（あるいは非常にまれながら，動物に脱水があれば尿崩症も考慮します)。

診断アプローチ

前の項で述べたように，肝疾患，子宮蓄膿症，高カルシウム血症，甲状腺機能亢進症，副腎皮質機能低下症，腎盂腎炎，副腎皮質機能亢進症などはルーチンの検査により比較的簡単に鑑別診断リストから除外していけます。

糖尿病も，尿あるいは血液中のグルコース濃度から簡単に調べられます（猫ではストレスやその他の疾患により，かなりの高血糖を呈することがあります。また近位尿細管障害のある動物では高血糖がなくとも尿糖が出現することがあります)。低カリウム血症も血中カリウム濃度を測定することで調べられます。

しかし慢性腎臓病は診断が困難な場合があります。慢性腎臓病により尿濃縮能が損なわれている動物では，ネフロンの喪失割合によって高窒素血症になるか，ならないかが異なってきます。ネフロン機能の 67％が失われることで尿濃縮能が障害され，75％が失われることで高窒素血症となります。

腎盂腎炎は尿検査と尿培養により同定できます。腎臓の画像所見からも徴候が得られることがあります。これらの動物では必ずしも慢性腎臓病は伴わず，腎盂腎炎により障害された尿濃縮能は感染が解消すれば回復します。

水制限試験は有用か？

水制限試験は代償性（高窒素血症を伴わない）腎疾患の診断に有用であるとしばしば考えられていますが，覚えておくべきことは，代償性慢性腎臓病に罹患した動物では水制限とそれによる脱水によって深刻な高窒素血症が誘発されうることです。前述したように，副腎皮質機能亢進症のような疾患でも，脱水すると尿濃縮能が障害されてしまいます。そのため水制限試験が特別に特異的な検査というわけではないのです。表 12.2 に概要を示したように，考えられる他の疾患群を適切な検査法により除外していくことが望ましいでしょう。そうした検査がいずれも正常で，他に臨床症状を呈していなければ，慢性腎臓病が最も可能性の高い診断名となります。確定診断のためには，より洗練された試験法で糸球体濾過量を検査する必要があります。例えば内因性もしくは外因性クレアチニンクリアランスの測定です（臨床では通常，実行不可能な検査です）。

慢性腎臓病だけでなく，高カルシウム血症と副腎皮質機能低下症（あるいは他の要因からくる低ナトリウム血症）では，たとえ動物が脱水を起こしていなくとも尿濃縮能の障害と高窒素血症が生じることを認識しておきましょう（表 12.3 参照）。

濃縮された尿

このカテゴリーの代表的な疾患は糖尿病です。糖尿病における多尿は，尿細管でのグルコースによる浸透圧利尿効果からくるものであり，例えば，ヘンレのループにおける水再吸収量が減少します。尿濃縮能そのものは障害されておらず，過剰な水分が排泄されるのは溶質（グルコース）に随伴してのものです。そして腎髄質の高浸透圧性には何も異常もありません。

表 12.3　高窒素血症と尿濃縮不全のメカニズム：まとめ

疾患	糸球体濾過量（GFR）の低下と，その結果の高窒素血症の原因	尿濃縮障害の理由
器質的腎疾患	機能的ネフロン数の減少	機能的ネフロン数の減少
高カルシウム血症	輸出細動脈の狭窄 / 脱水による腎還流量の低下	ADH 機能不全
低ナトリウム血症	血清ナトリウム濃度の低下に伴う血液量減少による循環血液量減少 / 脱水による腎還流の低下	腎髄質の高浸透圧性が減少 脱水に対して ADH の放出が起こらない
腎機能は正常な脱水	腎還流量の減少	尿濃縮能は損なわれない
多尿を伴う脱水	腎還流量の減少	ADH 機能不全，浸透圧性利尿，腎髄質の浸透圧の低下
糸球体疾患	糸球体血流量の減少	尿細管病変が形成されるまでは異常が出ない

腎性糖尿 vs. 糖尿病

尿細管障害による糖尿も血糖値を測定して糖尿病と鑑別すべき疾患です。

ストレスにより高血糖になった猫では糖尿が出ることがあり，それにより多尿が起こりえます。こうした症例に潜む基礎疾患の診断は困難な場合があります。しかし血漿中のフルクトサミン濃度を測定することで，ストレスによる高血糖なのか，真の糖尿病なのかを大部分の症例で鑑別できるでしょう。

副腎皮質機能亢進症，高カルシウム血症，副腎皮質機能低下症の動物で必ずしも多尿が起こるとは限らず，そのため一時的に濃縮尿がみられることもあります。

結論

多飲多尿の動物を評価する際，よくある疾患に対しては比較的シンプルで簡単ですが，一部の症例ではより複雑なことがあります。多飲多尿の評価に際して，表12.2のような鑑別診断リストを参照するのは役に立ちますが，尿濃縮能が損なわれる病態生理学的な背景を理解しておくと，検査結果の合理的解釈が非常に進み，簡便かつ安全に診断へと辿り着けるでしょう。

CHAPTER 13
歩様異常

臨床現場で歩様異常の原因を鑑別していくのは難解な作業です。しかしまずは問題点と罹患器官を明確にし，続いて行う検査リストを作成していきます。近年の画像診断機器の進歩にかかわらず，神経学的・整形外科学的な検査が，今でも病変部位を絞り込む根本となります。前肢または後肢の跛行を主訴とする犬や猫の大部分に整形外科的素因がありますが，神経疾患でも類似した症状が出ることは認識しておきましょう。神経疾患の好発症状としては，自発的な運動の減少（不全麻痺），あるいは消失（麻痺）がみられます。

病変の局在を突き止められたなら，シグナルメント，発症，推移，その他の特徴（疼痛や症状の左右不対称性など）から鑑別診断リストを作成できます。症例ごとに独自の難しさがあり，単純に原則だけから診断を行うのは誤診のもとです。ですがこの章では歩様異常に対して，問題点・問題となる器官，局在，病変を明確にすることで，最適な診断が下せるアプローチ法を示します。

筋骨格系異常と神経学的異常とを鑑別する

問題点を明確にする

歩様異常で受診した動物への最初のステップは，問題点を明確にすることです。歩様異常とは，正常な歩行パターン（その個体の歩き方，あるいは同種の典型的な歩き方）から，いかなる変化であっても逸脱したものを指します。歩様異常の問題点を明確にする方法は，飼い主への問診あるいは獣医師による観察があります。跛行しているのは単一の肢か，それとも複数の肢なのか？　移動性跛行があるのか？　歩幅が変化しているか？　測定過大があるのか？　硬直がみられるか（硬直があるなら，どこに，いつ起きているのか）？　肢の動きがおかしいのか（例えば，うさぎ跳び歩行）？　虚弱がみられるのか？　運動失調があるのか？　こうしたすべてのことををはっきりさせておくと，異常点がよくみえてきますし，適切な鑑別診断を挙げていけます。跛行の定義は，患肢への負重減少あるいは歩様の変化であり，動物は代償性に別の肢に体重をかけています。

器官を明確にする

歩様異常がある動物の大部分には，背景に整形外科的あるいは神経学的な疾患が潜んでいます。問題点は構造的であることも，機能的であることもありえます。構造異常にせよ，機能異常にせよ，結果として脱力，起立困難，虚脱，歩様の変化が起こります。脱力とは筋力の低下と定義されており，起立困難や，不活動として現れます。脱力についてはCHAPTER 6で詳説しています。

一次性構造異常に関与しているのは，筋骨格系あるいは神経系（神経筋／末梢神経系［PNS］，中枢神経系［CNS］）です。機能異常の原因としては心血管系，呼吸器系，代謝系の異常があり，神経系または筋骨格系に二次性の異常を起こします。例えばインスリノーマによる低血糖があります。典型的には，歩様異常を呈する機能異常では，同時に他の器官に関連する症状も現れます。例えばインスリノーマの犬では，脱力と同時にてんかん様発作がよく起こります。複数の部位に構造的異常がある動物，例えば筋骨格系と神経系に異常がある場合には，どの症状が臨床的に最重要であるのか突き止めることが困難です。しかし詳細な病歴聴取と身体検査が獣医師にヒントを与えてくれることでしょう。

以下の器官の異常はいずれも，脱力（CHAPTER 6），虚脱（CHAPTER 7），歩様異常を起こしえます。

- 一次性構造異常
  - 筋骨格系…筋，骨，靭帯，腱，関節
  - 神経…中枢神経系，神経－筋系
- 二次性機能異常
  - 心血管系…心臓，血管構造，血液

○代謝系…電解質，例えばカリウム／ナトリウム，グルコース

○呼吸器系…上部または下部気道，胸腔内，胸壁

歩行異常以外の臨床症状，病歴，院内検査結果から，どの器官が臨床的に重要か優先順位が明らかになってきます。脱力と虚脱への診断アプローチは他（CHAPTER 6，7）で解説しています。この章ではそれ以外の歩様異常，一次性の跛行に絞って解説します。

歩様異常で受診する動物の大部分は，筋骨格系か神経系のいずれかに一次性かつ構造的な異常がみられます。ですから病変の局在を突き止めるためには，筋骨格系と神経系を障害する病変を検索することに注力します。心血管系，代謝系，呼吸器系などとは違って，神経系と筋骨格系の異常を鑑別できる単純な検査や診断法はありません。それら2つの器官系の鑑別は，身体検査でつけます。図13.1はみつかった異常が筋骨格系由来なのか（整形外科的），神経系由来なのか（神経学的）の判断の目安です。

神経系疾患の多くが不全麻痺を呈するのに対して，整形外科的疾患では跛行を呈します。跛行（動きが障害される）と不全麻痺（動きの開始が障害される）の鑑別は時として困難です。両側性の整形外科的疾患（例えば両側性十字靭帯疾患）を持つ動物では，神経障害と似た症状が出ることもしばしばです。ですが，最も難しいのは，整形外科的異常と神経学的異常の両方が存在しているケースです。

局在を明確にする

問題のある部位を突き止めるには，系統立った徹底的な整形外科学的検査と神経学的検査を実施します。うまくいけば，検査により病変部位が明確になります。整形外科的な異常があれば，罹患部位は長骨，関節，筋，腱，靭帯などです。しかし神経学的な異常であれば，病変は中枢神経系と末梢神経系に起こっています。神経系の大部分（脳，脊髄，神経－筋系）が歩様異常に関わってきます（CHAPTER 6参照）。中枢神経系の異常には，前脳（“運動の開始”），小脳（“運動の微調整”），脳幹（“運動協調性と，動かす筋へと続く長神経が通る”）などが関与しています。そうした脳構造を侵す病変は通常，整形外科的な歩様異常とは簡単に区別ができます。神経学的異

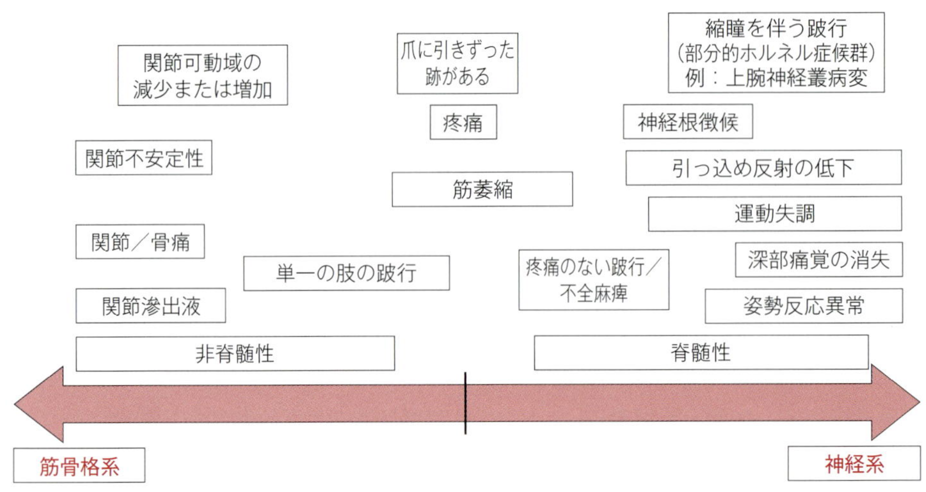

図 13.1　筋骨格系の異常と神経系の異常とを鑑別するための臨床徴候

常は他の脳特有の随伴症状があるからであり，例えば，行動異常，精神状態の変化，脳神経異常，および（または）前庭障害などが起きています（CHAPTER 7 参照）。逆に神経－筋系や脊髄の異常では，整形外科学的な異常との鑑別が難しくなります。それらの部位の病変の局在と特徴については，以下の項で説明します。

病歴

整形外科学的検査，あるいは神経学的検査を始める前に，徹底した病歴聴取を行っておくことが大切です。しっかりと病歴を知っておくことで，跛行の原因についての情報が得られますし，次に行うべき診断手順がみえてきます。その症例の全身的な健康状態を確認した後に，歩様に関する特異的な質問をしていきます。歩様異常についての特異的な質問は以下のようなものです。

- シグナルメント
- どの肢（あるいは複数の肢）が異常なのか？
- 発症したのは？　歩様異常は慢性的に進行しているのか？
- 運動後に悪化するか？　横臥していて立ち上がる時に症状が強く出るか？

- 歩様異常が進行しているか？　悪化，安定，改善，どういった経過か？
- 投薬／安静への反応は？
- 他の肢では跛行が起きたことがあるか？
- 行動や精神状態に変化はあるか？
- 背部痛があったか？
- 発熱があったか？
- 体重減少があるか？

病歴が聴取できたら，全身的な身体検査を行って，重大な併発症状がないかを調べます。特に外傷を受けた後には大切です。整形外科学的あるいは神経学的な損傷の治療を始める前に，生命に関わるような傷害がないかを確認しておきましょう。

整形外科学的検査

整形外科学的検査は病変の局在を調べる鍵となる検査です。ですからこの章ではその検査法について詳細に説明します。検査は３つのパートに分けられます。離れて行う検査（視診），歩様分析，触診・用手検査です。最初の２つの検査は鎮静なしで実施可能ですが，触診・用手検査は，極度の疼痛があったり，あるいは攻撃的な動物の場合には全身麻酔下あるいは鎮静下で実施しなければなりません。

離れて行う検査（視診）

動物が立っているか座っているところを，離れて観察することから検査を始めます。筋萎縮がないか，時間をかけて観察しましょう。筋萎縮が最も顕著にみられるのは，後肢の大腿部近位と前肢の肩甲棘部の筋肉です。前後肢にどう負重しているか記録しましょう。負重は左右対称でしょうか？　動物を直立させた時に，肢が不揃いではないかをみます。例えば手根の内反／外反です。動物を寝た状態から立ち上がらせ，その際に特定の肢に頼っていないか観察します。視診だけで診断をつけられることもあります。例えば，棘下筋の拘縮があると肘が外転し，肢端部は外旋するのが特徴です。

歩様分析

視診に続いて，動物の歩行と早足を観察します。一部の症例では，階段を昇り降りさせることで跛行が分かりやすくなります。階段を昇る際には後肢跛行が悪化しますし，一方で降りる際には前肢跛行が悪化します。検査を行う場所は，しっかり照明のついた長い廊下が理想的ですが，屋外の私道や駐車場でも代用できます。動物によっては，病院内の滑りやすい床ではもがいたり，パニックを起こすこともあります。そうした動物では屋外の道で検査した方がよいでしょう。一部の跛行は，地面が硬いと悪化します。芝生からコンクリートへ歩かせると簡単にみつけられるでしょう。例えば，趾（指）にできた魚の目です。

まずはリードをつけた状態で歩かせます。リードは十分にたるみをもたせておき，頭部の上下の動きが分かるようにします。続いて，ゆっくりと階段を昇り降りさせます。向きを変える際には，常に付き添い人よりも内側に犬が居るようにして，向き直る最中も歩様を観察できるようにしましょう。徐々にスピードを上げていき，早足にします。跛行が走っている最中だけ起こるのであれば，この検査はしっかりと閉鎖された場所で行うのが最もよいです。それが難しければ，飼い主に跛行の様子をビデオ撮影してきてもらうようお願いします。猫の観察は診察室内で行います。

動物を歩かせたり，早足で駆けさせている時に点頭運動がみられるならば，前肢跛行の所見です。患肢が地面に当たると，頭部が上がります。健常肢が地面に当たると，肢が沈み込みます（これを“SSS：sink on sound side”「健常な側が沈む」と呼んでいます）。歩幅にも気をつけましょう。両側性の跛行では，歩幅が短くなります。爪に注意して，肢を引きずっていないか調べます。運動失調（協調運動障害）はないでしょうか。跛行は0～10でスコア評価します。0は健常，10は全く負重していない跛行です。跛行のスコア評価は，同じ観察者が再診する場合に，跛行を主観的に評価するのに役立ちます。一部の異常では特有の歩様が現れます。例えば薄筋拘縮です。薄筋拘縮がある犬では後肢端を伸展させる際に肢が内旋し，歩幅は短くなります。その結果，薄筋拘縮に特徴的な，肢端部を「鞭のようにひねる動き」が現れます。

触診・用手検査（身体検査）

整形外科学的な検査は，必ず全身の身体検査に引き続いて実施します。この時点で，視診と歩様分析から，どの肢が跛行しているのかを突き止めておけると順調です。整形外科学的検査では，病変がどこにあるかを確かめます。骨，関節（群），筋，腱，靭帯のどこが罹患しているのかを評価します。動物の性格次第ですが，鎮静や全身麻酔をかけずに検査できると理想的です。

検査は順序立てて行い，跛行の原因を見落とさないようにします。私たちの脳には，最も重症な肢に集中してしまう自然のバイアスがかかるために，他の肢の異常を簡単に見逃してしまいます。すると臨床的な意思決定を誤ってしまうでしょう。患肢の検査は最後に行うことで，検査を完了する前に動物が動転してしまうのを防ぐことができます。

次に前後肢で筋量が不対称でないか触診します。著者はルーチンで，後肢は大腿の近位を，前肢は棘上筋と棘下筋を触診して，筋萎縮を評価しています。棘上筋は肩甲棘よりも頭側に，棘下筋は肩甲棘よりも尾側にあります。

動物を立たせた状態で，手根と足根の掌底／足底側を押してみて，それぞれの肢にどれだけ負重しているか評価します。この時，犬をまっすぐに直立させておくことが重要です。頚を背側，腹側，側方へと曲げ伸ばししてみます。頚椎，胸椎，腰椎を触診します。腰仙部痛がある動物ではしばしば，尾を背側へ挙上すると反応します。異常がみつかったら，徹底的な神経学的検査を実施すべきです。

小型犬は診察台の上で簡単に検査できます。しかし大型犬ではほとんどのケースで，床で検査を行うことになるでしょう。動物を横臥させて検査しますが，もし横臥が我慢できないならば，立たせて検査することも可能です。四肢すべてを，肢端から始めて近位へと調べていきます。もし病変が肉球にあるならば，検査を近位から始めて遠位へと進めていけば，動物も協力してくれることでしょう。一般的に，それぞれの関節について，腫脹，可動域制限，疼痛，不安定性，捻髪音の有無を調べます。長骨も触診して，例えば腫瘍や汎骨炎による疼痛がないかを調べます。リンパ節の腫脹がないかも評価します。前肢は浅頚リンパ節と腋窩リンパ節を，後肢は膝窩リンパ節と鼠径リンパ節を，それぞれ評価します。

前肢

それぞれの指と指間をみます。各指球と掌球を圧迫して，外傷がないか確かめます。肉球は，魚の目がよくできる部分です。各指と指骨関節を触診します。近位へと進んで中手指節関節を調べ，掌側の種子骨を圧迫して疼痛がないかをみていきます（例：ロットワイラーの第2および第7種子骨分裂による疼痛）。中手骨を手根レベルまで慎重に触診します。手根の浸出液が最もよく分かるのは，手根関節の背側面です。関節に屈曲痛／伸展痛がないかを評価し，また関節を外反／内反，掌側／背側へ曲げるストレスをかけて，不安定性がないか評価します。

前腕の遠位から近位へ向かって圧迫していきます。前腕の圧痛があれば，関連する構造物を精査します（例：長母指外転筋の腱鞘炎ではしばしば，橈骨遠位内側に腫脹と疼痛が起こります）。肘を完全に屈曲・伸展させ，上腕骨上顆の内側・外側をしっかりと圧迫します。

肘の浸出液が最も顕著なのは，肘関節外側の外側上顆と肘頭の間です。対側と比較すると，わずかな肘の浸出をみつけやすいでしょう。

肘の正常な可動域は，屈曲がおよそ35度，伸展がおよそ165度です。肘を曲げると，前腕部が同時に回内あるいは回外することがあります。肘関節形成不全などの異常があると，屈曲時により強い疼痛があるとともに，屈曲時に前腕が回内します。肘関節を調べる際に，同時に手根を動かしたりしないように注意します。肘と手根を90度に曲げたまま前腕を回内・回外させて，側副靭帯の損傷を調べます（キャンベル試験）。キャンベル試験は肘関節脱臼に際して非観血的整復を行った後に，肘関節の安定性を評価するのにも有用な方法です。

肩へと向けて，上腕骨に圧迫を加えます。橈骨神経は上腕骨遠位1/3の箇所で，尾側近位から頭側遠位へと走行しています。骨に直に圧迫を加えるように心がけます。触診の際，骨の外形に異常がないか評価します。大きな三角筋の膨隆が上腕骨の尾側にあり，肘頭へとつながっています。三角筋腱は肘を伸ばすことで，容易に触知できます。二頭筋は上腕骨の頭側に位置しています。

肩関節は肩峰のすぐ遠位側に位置していますが，比較的深部にあるため，関節の浸出液貯留を評価するのは難しいです。二頭筋腱の異常は，肩関節を最大屈曲させると増悪します。その際，肘関節は伸ばしたまま評価を行います。続いて二頭筋を圧迫します。二頭筋は結節間溝を通っているからです。この溝は上腕骨大結節の内側にあります。肩関節の不安定性は，外転角を計測すると明確に評価できます。正常犬ではおよそ30度肩関節が外転します。腕神経叢腫瘍がある犬では，腋窩の深部を触知すると疼痛がみられます。

後肢

著者の場合は犬を立たせた状態で検査を始めます。大腿部近位の筋肉量を左右それぞれ評価します。片側で筋肉の萎縮がみつかれば，跛行が強く疑われます。両側に病変があれば，筋萎縮は両側に起こります。動物を立たせたまま，大転子，坐骨結節，腸骨棘の頭側面を同定します。これら3箇所を結ぶと三角形ができます。しかし，頭背側への寛骨大腿骨脱臼があると，大転子が背側へと変位するために，3箇所が一直線上に並びます。三角形の大きさと形は左右対称なのが正常です（骨盤骨折があると，しばしば左右非対称となります）。

もし動物が認容するならば，横臥位にして前肢と同様に末端部から検査を始めます。まず踵関節を屈曲・伸展します。正常な踵関節の可動域は，屈曲側が40度，伸展側が165度です（犬）。猫では犬よりも屈曲域が広く（22度）なります。踵を曲げ伸ばしすると，受動的に膝関節が屈伸します。例外は，アキレス腱が断裂している場合です。アキレス腱が断裂していると，膝関節を可動させずに踵を屈伸できるようになります。踵を伸ばすと，アキレス腱にかかる張力が減少するので，腱の異常を評価しやすくなります。

踵の浸出液は，内側と外側，踝の背側と掌側で触知できます。踵の不安定性を調べる際には，関節に内外側，背掌側へ向かうストレスを加え，そして回転に対する不安定性をみることが大切です。猫の特性として，犬よりも足根関節が弛いので，反対側の肢と比較すると，軽度な異常を発見しやすくなるでしょう。足根関節の不安定性を確かめるには，内外の踝を片手で安定化させ，もう片手で中足骨の基部を持ちます。足根骨間の不安定性を確かめるには，踵骨を片手で持ち，もう片手で中足骨基部を持ちます（例：シェットランド・シープドッグでみられる掌側足根靭帯変性に続発する踵骨－第4足根骨間の不安定性）。

脛骨の頭側面と内側面は薄い軟部組織で覆われています。腓骨の外側踝と脛骨の内側踝の両方が遠位側で触知できます。近位へと移ると，脛骨粗面（膝蓋靭帯の付着面）が触知できます。膝蓋靭帯は，脛骨粗面と膝蓋骨の間を走る明瞭な帯として，簡単に触知できるはずです。膝関節の浮腫がある場合には，膝蓋靭帯の辺縁が分かりにくくなります。腓骨頭は大腿骨顆のすぐ遠位に位置しています。外側腓腹筋頭種子骨（腓腹筋腱腹外側にある種子骨）は，腓骨頭のすぐ近位にあります。

正常な膝関節の可動域はおよそ120度で，屈曲が40度，伸展が160度です。前方引き出し徴候と脛骨圧迫試験は，前十字靭帯の完全性を調べるための特異的な検査方法です。前方引き出し徴候を調べるには，片手で大腿骨を，もう片手で脛骨近位部を把持します。親指と人差し指で，四角形を作るようにします。大腿骨を把持している方の手は，親指を外側腓腹筋頭種子骨の上に，人差し指を膝蓋骨の上に置きます。脛骨側は人差し指を脛骨粗面の上に，親指を腓骨頭の上に置きます。大腿骨を固定しながら，脛骨を前方へと動かします。この試験は膝を屈曲させた状態と，伸展させた状態の両方で行います。もし前十字靭帯が部分断裂していれば，屈曲位でしか検出できません。膝を完全伸展させてしまうと，偽陰性となってしまいます。なぜなら，完全伸展位では側副靭帯がぴんと張った状態となり，脛骨が前方へと移動するのを妨げるためです。

脛骨圧迫試験は，十字靭帯の完全性を調べるための前方引き出し徴候の代替検査法です。本試験は，無麻酔の動物や大型～超大型犬でも容易に実施できます。片手で大腿骨遠位の頭側面を固定し，人差し指は脛骨粗面の上に乗せておきます。もう片手で中足骨を掴みます。膝関節の角度を固定したまま，足根関節を屈曲させます。十字靭帯が断裂していると，脛骨粗面が前方へと変位します。本検査は，屈曲・伸展様々な角度で実施します。

膝蓋骨脱臼の評価は，膝関節を伸展位にして行うのが最適です。膝蓋骨に対して，内側そして外側へと圧迫を加えます。著者は，膝蓋骨脱臼の重症度の評価に際しては，犬が体重をかけた状態で行っています。膝蓋骨を触知することが難しければ，脛骨粗面をまず最初に同定します。次に膝蓋骨靭帯を膝蓋骨まで辿っていきます。この方法は膝蓋部痛がある動物で有用な方法です。軟部組織と筋肉で大腿骨の触知が難しいことがありますが，大腿骨顆と大転子は触知できるでしょう。

股関節は球関節であり，三次元的に可動します。股関節の伸展と屈曲を最初に調べますが，より特異的な検査を行うためには，犬に全身麻酔またはしっかりと鎮静をかける必要があります。一般的にオルトラニ試験とバーデン試験が，犬の股関節形成不全の評価には使われています。オルトラニ試験では犬を背臥位に寝かせ，大腿骨を脊柱に対して垂直にします。膝関節を固定して脊柱／診察台へ向けて圧迫を加え，股関節を背側側へ亜脱臼させます。大腿骨をゆっくりと外転し，骨頭がはまる感触を触知します。この感触は，大腿骨頭が寛骨臼に整復されることを触知していて，整復角と呼ばれます。その後，大腿骨を内転し，股関節を再度脱臼させます。これを脱臼角と呼びます。バーデン試験では膝と大腿骨遠位を把持して，反対の手の親指を大転子に乗せます。股関節が脱臼するまで，大腿骨を側方へと押します。1〜2 cm 以上の変位があれば，おそらく異常です。

最後に，直腸検査によって，雄犬の前立腺と腰下リンパ節の評価を行います。前立腺疾患のある雄犬では，後肢跛行や起立困難の症状がみられる場合があります。また，後肢跛行の原因として，直腸検査で骨盤内の腫瘤がみつかることもあります。身体検査所見をもとに，図 13.3 を適切な検査手順を決めるために利用してください。

神経学的検査

神経学的検査も整形外科学的検査と同様に，動物の認容性に依存した検査方法です。その動物が快適に感じられる方法で，神経学的検査を実施するようにしましょう。さもなければ，特に固有位置感覚検査では偽陽性となる場合があります。全身の観察（精神状態，姿勢，歩様）を最初に評価し，疼痛を生じる恐れのある評価項目（触診と痛覚）は最後に行うようにしましょう。理想的には神経学的検査を全項目実施したいのですが，動物によっては不可能なこともあります。検査手順は入れ替えることができ，主訴に関係した箇所の検査を先に評価してもよいでしょう（動物が検査に我慢できなくなる前に）。神経学的な局在が不明確であれば，検査を繰り返し行うことで，小さな異常を検出できる見込みが高まることでしょう。また，繰り返し検査することで，臨床症状が進行性であるかも分かります。

神経学的検査を行うたびに，2つの疑問を自問しましょう。

- この動物は神経学的に，正常か？　異常か？
- もし異常なら病変の局在はどこか？

神経系あるいは筋骨格系における病変の局在と分布（局所性，多発性，びまん性）が明らかになったら（表13.1，図13.2，13.3参照），鑑別診断リストができます（シグナルメント，病歴，疼痛の有無，そして最も大切なのは臨床症状の発現と進行，これらを考慮します）。そうすることではじめて，精密検査と治療のプランが立てられるのです。

脱力と虚脱を主訴とした症例に対するアプローチについては，CHAPTER 6，7に詳説しました。ですからこの章では，整形外科学的な症状を呈する病変，もしくは歩様異常を生じる疾患に限定して記載します。脊髄病変はおおまかに2つの疾患カテゴリーに分けられます。「脊髄性」と「非脊髄性」です。背部痛のある動物では，脊髄性と非脊髄性の鑑別をつける必要があります。神経学的異常を伴うのであれば脊髄性，神経学的異常を伴わないのであれば非脊髄性です。脊髄を取り囲む構造物のうち，疼痛を起こしうるものはどれでしょうか？　神経系の実質そのものには痛覚受容器がありません。そのため，実質内病変では通常，疼痛が出ません。唯一の例外が神経障害性疼痛です。本症は体性感覚系を障害するような疾患により起こります。例えば脊髄空洞症では，神経障害性疼痛ならびに典型的な幻性引っかき行動だけが主訴となります。通常，疼痛を伴う脊髄疾患では，髄膜，脊髄神経根，椎骨，関節（椎間関節や椎間板）が障害されます。

整形外科学的検査と同様に，神経学的検査は以下のように分けられます。

- 手を触れない検査：視診
  - 精神状態と行動
  - 姿勢
  - 歩様
  - 異常な不随意運動の同定
- 用手検査

○ 姿勢反応試験
○ 脳神経評価
○ 脊髄反射，筋緊張と大きさ
○ 感覚評価

手を触れない検査：視診

必ず「全体像（手を触れない検査）」から始め，次に用手検査に進んで，異常と疑われる箇所を確認したり，神経系のどの部分が関連しているか鑑別を行うようにしましょう。この章では歩様に関連した脊髄病変について述べていきます。最低限，精神状態（レベルと質［行動の変化］）と威嚇瞬き反応（“スクリーニング検査”として；この試験では視覚系を除く，脳の主要な大部分を調べています）を確認します。

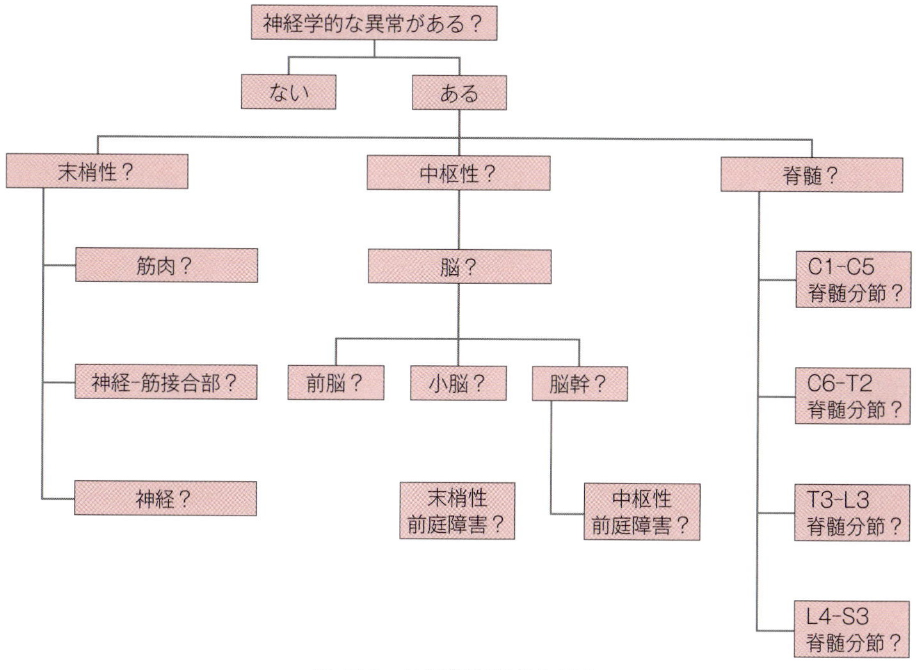

図 13.2　神経解剖学的な局在

精神状態あるいは威嚇瞬き反応に異常がみられれば，徹底的な検査を実施する根拠となります。整形外科学的検査でそうするように，動物を離れたところから観察します。些細な神経学的異常は，動物をゆっくり歩かせるとよく分かります。ですから整形外科学的疾患が疑われる場合を除いては，早歩きさせて歩様の検査はしません。まずは，何本の肢がおかしいのか突き止めます。

- 異常なのは後肢だけか？　四肢すべてか？　1つの肢だけか？
- どの肢でより症状が強いか（後肢 vs 前肢，右 vs 左）？
- 脊柱に異常な姿勢・湾曲があるか（脊柱後弯症：∪［腹弯］，脊柱前弯：∩［背弯］，あるいは脊柱側弯症：∫）？　もしあるならば，脊髄実質の病変が示唆される。あるいは脊柱の異常や脊柱の疼痛があるか？
- シフ－シェリントン姿勢は急性胸腰椎病変でみられ，後肢の（不全）麻痺と前肢の過緊張が特徴である（頚部上部の病変でも前肢緊張の亢進がみられるが，シフ－シェリントン徴候とは異なって，前肢の姿勢反応に異常が出る）

運動失調は，協調運動の消失で，感覚（固有位置感覚）性，小脳性，前庭性運動失調（もしくはそれらの複合）があります。感覚性運動失調では肢と姿勢の感覚が失われ，好発症状としては立位での肢幅拡大，揺れるような歩様，歩幅の増大（上位運動ニューロン；罹患肢より頭側の膨大部に局在する病変による），あるいは歩幅の減少（下位運動ニューロン；罹患肢の膨大部内に局在する病変による），趾を引きずるといった症状がみられます。原因は末梢神経，脊髄，脳幹，前脳における求心性感覚（固有感覚）経路の病変です。感覚性運動失調は脊髄異常に続発する歩様異常を主訴に受診した犬でみられ，小脳性運動失調や前庭性運動失調との鑑別が必要です（CHAPTER 7 参照）。

感覚性運動失調そのものは，必ずしも他のタイプの運動失調と見た目の違いがあるわけではなく，そのため3つを鑑別するためには随伴症状を考慮しないといけません。小脳性運動失調の特徴としては，動きの割合と範囲をコントロールできないこと，体幹の揺れ，測定異常（多くは測定過大），企図振戦があります。前庭性運動失調の特徴として，斜頚，眼振，傾き，片側へ倒れたりローリングするといった症状がみられます。

表 13.1 一般的な障害と神経解剖学的な局在

神経解剖学的な局在	前肢（歩様に影響するか）	前肢の反射	後肢（歩様に影響するか）	後肢の反射	患肢の姿勢反応	その他
C1-C5 SCS （C1-C4 脊椎）	する	不変～増加	する	不変～増加	減少～消失	
C6-T2 SCS ―頚膨大 （C5-T1/2 脊椎）	する	減少～消失	する	不変～増加	減少～消失	
T3-L3 SCS （T2/3-L2/3 脊椎）	しない	不変	する	不変～増加	減少～消失	シェフ - シェリントン徴候が出る可能性
L4-S3 SCS ―腰膨大	しない	不変	する	減少～消失	減少～消失	
神経 - 筋系―神経	ありうる	減少～消失	ありうる	減少～消失	減少～消失	
神経 - 筋系―神経筋接合部	ありうる	不変（減少）	する	不変（減少）	不変（弱っていない限り）	運動不耐性
神経 - 筋系―筋肉	ありうる	不変	ありうる	不変	不変（弱っていない限り）	運動不耐性

SCS＝脊髄分節（メモ：脊髄は脊柱よりも短い）
膨大＝各肢へと走る神経の起始
*詳細は CHAPTER 7 を参照

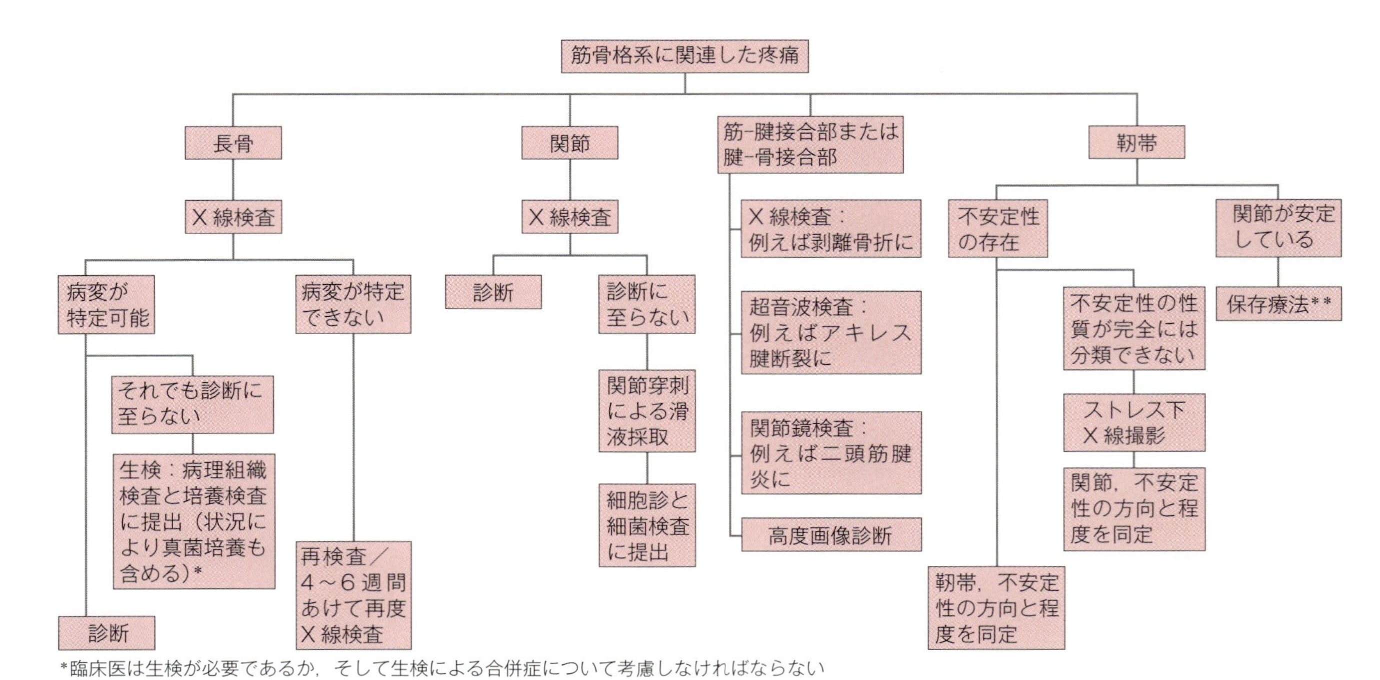

*臨床医は生検が必要であるか，そして生検による合併症について考慮しなければならない
**靭帯損傷が変性過程の結果生じたものであれば，関節不安定性へと進行する可能性が高まる

図 13.3　筋骨格系の精密検査

感覚性運動失調はしばしば不全麻痺を伴いますが，末梢前庭疾患や小脳疾患ではそうではありません。不全麻痺は随意運動の減少と定義されます。一方で麻痺は，随意運動が消失することが特徴です。痙攣性（上位運動ニューロン）不全麻痺／麻痺は，患肢の神経膨大よりも頭側の神経路が障害される疾患により起こります。脱力性不全麻痺（下位運動ニューロン）は，運動ユニット（神経膨大［肢を支配する神経の起始］から神経筋接合部まで）の疾患により起こります。跛行は整形外科学的な要因によってのみ起こるのではなく，神経学的な疾患（神経－筋脱力と神経根疼痛／徴候）からも起こります。

用手検査

姿勢反応試験では求心性固有感覚と遠心性運動路を調べます。姿勢反応は，受容器→末梢神経→脊髄→脳→脊髄→運動ユニットと伝わります。ですから，姿勢反応をみれば神経系の病変のほとんどについて検出ができます（脳，脊髄，神経－筋系）。また歩様をみれば，どの肢が障害されているかが分かる一助となります。姿勢反応試験により，どの肢が障害されているか確認できます。姿勢反応試験では似たような神経路を評価しますが，一部は個々の肢に重点をおいた検査（固有位置踏み直り反応と跳び直り反応）であり，また複数の肢を調べる検査（片側歩行，手押し車，姿勢性伸筋突伸反応）もあります。

動物の体格と気質次第の部分もあり，すべての姿勢反応試験が実施できるとは限りません。しかし，運動機能を確実に評価できさえすればよく，すべての検査を実施する必要はないのです。猫の多くは肢端部を触られることを拒むため，固有位置反応検査の実施と解釈は困難です。猫は体重が軽く，抱き上げられるので，姿勢性伸筋突伸反応，跳び直り反応，踏み直り反応（視覚性／触覚性）が適した検査法です。重心から遠ざかる方向へ向かって，跳び直りや片側歩行を行います。左右で非対称性があれば，病変部の推定の根拠となります。

脊髄反射については，優しく側臥位に保定することで，検査がしやすくなります。まずは筋緊張の評価を行います。ストレスないしは興奮により，筋緊張の亢進が生じます。すると反射は減弱もしくは誇張されてしまいます。筋線維化や関節拘縮によっても反射は減弱しますし，あるいは拮抗筋の緊張がなくなれば反射が亢進してみえます（坐骨神経病変に伴う偽性反射亢進）。ですから反射の評価を行う際には，他の検査結果（歩様，姿勢，筋緊張）とともに解釈していくことが必要です。複数回，反射を引き出す試みをするまでは，反射が低減している，ないしは消失していると判断すべきではありません。

- 反射の減弱もしくは消失は，反射弓内の病変から起こる（受容器→末梢神経→脊髄→末梢神経→神経筋接合部→筋肉）
- 反射弓の抑制消失による反射亢進は，反射弓を含む脊髄節より頭側の神経経路に変化が生じることで起こる
- 腱反射は腱を叩くことで筋収縮反射が引き起こされる。所見としては肢の動き（膝蓋腱反射；膝の伸展）や，筋収縮（二頭筋反射，三頭筋反射，腓腹筋反射）が起こる
- 引っ込め反射（屈曲反射）は指間の皮膚をつまんで刺激することで誘発される。痛覚も同時に確認する。肢の引っ込め反射と痛覚の認知とを混同してはいけない。個々の関節の屈曲の程度を記録しておく
  - 後肢の評価：足根関節の屈曲に着目する（坐骨神経の機能）
  - 前肢の評価：肘関節の屈曲に着目する
- 反対側の肢を観察して，交叉伸展反射がないかを調べる。もしあれば，上位運動ニューロン徴候である
- 会陰反射を調べるには，左右の会陰部を刺激する。正常な反応であれば，両側性の肛門挙筋収縮と尾の屈曲が生じる
- 体幹皮筋反射は，脊柱に沿った背部の被毛を軽く引くことで誘発される。猫では必ずしも反射が起こらない

触診は動物にとって不快な検査なことがあるため，検査の最後の方で行うようにします。脊柱の外傷や不安定性の病歴，もしくはその可能性があるならば，特に留意して検査を実施します。脊柱の触診は頭側・尾側のどちらからでも構いません。しかし病歴から脊柱の疼痛が疑われる場合には，疼痛があるところの反対側から開始しましょう。筋萎縮，腫脹，腫瘤，筋拘縮，脊椎の弯曲，不整を触知するために，丁寧に

触診を行います。頚部と尾を，尾側・背側・側方へと曲げ伸ばしします。動物を立たせた状態で肢の対称性を評価します。動物を横臥させて脊髄反射を調べた後に，より徹底的に筋骨格系の検査を実施します。

痛覚の評価は検査の中で最も嫌がられるものであり，最後に実施すべきです。しっかりと侵害刺激を与えるために，止血鉗子を使用します。表面的な痛覚を調べるには，止血鉗子で皮膚をはさみます。深部痛覚を調べるには，骨を圧迫します（指または尾）。最初は軽い刺激を加え，続いて反応がみられるまで刺激を強めていきます。すると不要な疼痛を与えずに済みます。

行動として反応があれば（声を出す，頭部の振り返り），「反応あり」とします。肢の引っ込め反射は，反射弓（末梢神経と脊髄節）が正常なことを示しているだけであり，侵害刺激が脊髄から脳へと伝達されたり，意識的な痛覚受容があることを示してはいません。痛覚を伝える神経路は，脊髄のうちでも最も障害に対して抵抗性のある部分です。深部痛覚の消失は重度の障害を示唆するものであり，予後判定に重要な意味を持ちます。臨床的に必要性があれば，個々の皮膚分節の皮膚感覚検査を実施します。

病変を明確にする

筋骨格系に局在する病変

病変の局在を突き止めたら，その箇所を最適な検査方法でさらに調べます（最も多い検査は画像診断）。病変部の評価に用いられる，主要な画像診断機器はX線です。しかし，撮影する方向ならびに使用する診断機器の選択は，鑑別診断リスト次第で異なってきます。もし，長骨あるいは関節の疼痛がみつかれば，患部の直交性のX線検査が推奨されます。X線所見が正常な解剖学的所見の範囲内なのか不確かであれば，反対側の肢を撮影することは，特に病変が片側性の際に診断の助けになるでしょう。

X線画像を精査して，病変の存在が確認できたならば，画像上，侵襲的な所見か良性所見かを決定しておきます。関節液貯留はX線画像上でも確認できることがあります。例えば，十字靭帯断裂では膝蓋下脂肪が頭側へ変位しています。

臨床的な関節不安定性がある場合，もしくは疼痛の原因がX線画像上では分からない場合には，ストレスをかけてX線撮影を行います。一般に，ストレス下X線撮影は肢の遠位側（足根や手根）の靭帯損傷を同定するために用いられます。しかし，もっと近位の関節でも同様に利用できます。ストレスのかけ方には，屈曲，伸展，外反，内反があります。どの関節が罹患しているか，そして不安定性の方向がどちらか，そうした条件により最適な治療は異なってきます。ストレス下X線撮影は関節の不安定性があるからといって必ずしも撮影しなければいけないわけではなく，獣医師の判断に委ねられます。

例えば十字靭帯疾患はしばしば，前方引き出し徴候あるいは脛骨圧迫試験から診断できます。筋肉－腱接合部，腱－骨接合部，筋肉の損傷を描出するには，超音波か先進的画像診断機器が最適です。X線画像上で異常が軽微，もしくは異常がない場合には，関節液穿刺を行うことで，炎症や感染症を検出できることがあります。

病変部を同定できたなら，次のステップは病態を明らかにすることです。病変は病態カテゴリーのうちのどれかひとつに収まることが多いです。DAMNIT-V分類を用いると病態のタイプを思い出すのに役立つでしょう（表13.2）。

シグナルメント，臨床症状の発症，期間，旅行歴，臨床症状の重症度，罹患している肢の数，骨病変が単発性か多発性か，こうした情報に基づいて，鑑別診断リストの順位付けが行われます。臨床症状と病歴が，診断名と合致するか常に自問自答しましょう。例えば，8歳齢・雄のラブラドール・レトリーバーで急性発症した，負重しない後肢跛行の例を考えましょう。過去に股関節形成不全と診断されていて，長年にわたり保存療法で維持できています。なぜこの犬で急性増悪が起きたのでしょう？股関節形成不全では様々な程度の跛行が生じますが，全く負重しない跛行が起きることはまれです。ですから獣医師は，現症状の原因となっている他の疾患を考えなければなりません。例えば，化膿性関節炎や椎間板疾患などです。

神経系に局在する病変

問題点が神経系に位置していることが同定されたなら，次の重要な質問は，「それが何であるか？」です。つまりその病理を明確にする必要があるのです。整形外科学

表 13.2 筋骨格系疾患の鑑別診断

カテゴリー	前肢	年齢	疼痛	発症	病的骨折	後肢	年齢	疼痛	発症	病的骨折
変性性						十字靭帯疾患	Y, A	P	G, A	
						アキレス腱断裂（例：ドーベルマン*）	A	P	G, A	
						足底靭帯変性	A	P	G	
発育性	肘関節形成不全	Y, A	P	G		股関節形成不全	Y	P	G	
	骨軟骨症	Y	P	G		膝蓋骨脱臼	Y	P	G, A	
	遺残軟骨	Y		G		骨軟骨症	Y	P	G	
	肢軸異常**	Y, A	P	G		肢軸異常**	Y, A	P	G	
例外的	汎骨炎	Y	P	A		汎骨炎	Y	P	A	
	肥大性骨症	A	P	G		肥大性骨症	A	P	G	
代謝性	肥大性骨症	Y	P	A		肥大性骨症	Y	P	A	
	腎性上皮小体機能亢進症	A	(P)	G, A	Path	腎性上皮小体機能亢進症	A	(P)	G, A	Path
腫瘍性	原発性骨腫瘍	Y, A	P	G, A	Path	原発性骨腫瘍	Y, A	P	G, A	Path
	転移性骨腫瘍	A	P	G, A	Path	転移性骨腫瘍	A	P	G, A	Path
栄養性	栄養性上皮小体機能亢進症	Y	(P)	A	Path	栄養性上皮小体機能亢進症	Y	(P)	A	Path
	ビタミン A 過剰症	Y, A	P	G		ビタミン A 過剰症	Y, A	P	G	
	ビタミン D 欠乏症	Y, A	(P)	G, A	Path	ビタミン D 欠乏症	Y, A	(P)	G, A	Path

（次ページへつづく）

表 13.2　筋骨格系疾患の鑑別診断（つづき）

カテゴリー	前肢	年齢	疼痛	発症	病的骨折	後肢	年齢	疼痛	発症	病的骨折
炎症性／	免疫介在性多発性関節炎	Y, A	P	G, A		免疫介在性多発性関節炎	Y, A	P	G, A	
感染性	化膿性関節炎	Y, A	P	A		化膿性関節炎	Y, A	P	A	
外傷性	骨折	Y, A	P	A		骨折	Y, A	P	A	
	脱臼	Y, A	P	A		脱臼	Y, A	P	A	
	靭帯損傷	Y, A	P	A		靭帯損傷	Y, A	P	A	
	腱断裂	Y, A	P	A		腱断裂	Y, A	P	A	
	筋拘縮**	Y, A	P	A		筋拘縮**	Y, A	P	A	
血管性	骨梗塞***	A		A		骨梗塞***	A		A	
						レッグ・カルベ・ペルテス病	Y	P	A, G	Path

*変性性アキレス腱障害のあるドーベルマンで，慢性例の急性増悪が起こることがある
**疼痛を伴う場合と伴わない場合がある
***骨梗塞：髄質の梗塞による長期的予後の情報は限られているが，股関節症と腫瘍に関連している
Y＝若齢犬，A＝成犬と高齢犬
P＝疼痛を伴うことあり，（P）＝病的骨折に伴う疼痛
G＝徐々に発生，A＝急性発生
Path＝病的骨折を生じる場合あり

的疾患と同様に，起こりうる疾患をDAMNIT-V分類を用いて大別して思い出すと役立つでしょう（詳細は前述）。しかし，代謝性疾患と栄養性疾患の鑑別診断リストは短いものです。最も可能性が高い病因のタイプを，病気の推移，症状，異常の対称性，疼痛だけでなく，シグナルメント（動物種，品種，年齢，性別など），生活している地理的要因，そして属する集団で好発する疾患といった情報に基づいて推測します（図13.4）。

5本指ルール（発症，経過，疼痛，片側性，神経解剖学的局在；CHAPTER 7参照）を使用すると，診断推論に非常に役立ちます。5本指ルールを用いて問題点を明確にしたら，シグナルメントからさらに問題点を洗い直せるか検討します。

有痛性非脊髄症性脊髄疾患

背部痛のみを呈していて，神経学的な異常がみられない動物に対しては，徹底した整形外科学的検査が必要です。多発性関節炎の可能性があるからです。他の鑑別診断としては，炎症性疾患，感染性疾患，腫瘍性疾患が考えられます。もし外傷歴があれば，脱臼や骨折も考える必要があります。前述したように，脊髄空洞症がその例外です。脊髄空洞症では神経学的異常を示さずに，疼痛を生じます。例えば，脊髄空洞症とステロイド反応性髄膜動脈炎（SRMA）はいずれも当初の症状が似ています（頚椎の疼痛－非脊髄症性）。しかし，病歴を考えれば鑑別が可能なのです。脊髄空洞症は慢性進行性の経過を辿ります。一方，ステロイド反応性髄膜動脈炎はしばしば発熱を伴う急性経過を辿ります。ステロイド反応性髄膜動脈炎は周期的に発症することがあり，動物によっては過去に疼痛を経験していることがあります。品種（脊髄空洞症は小型短頭種で起こり，ステロイド反応性髄膜動脈炎は一般的にビーグル，ボーダー・コリー，ボクサー，ウィペット，ジャック・ラッセル・テリア，ワイマラナーに好発します），年齢（ステロイド反応性髄膜動脈炎は通常，若齢動物でみられます）を考えれば，高い確率でこの2つの疾患は鑑別がつきます。脳脊髄液検査によって，ステロイド反応性髄膜動脈炎の確定診断が可能です（あなたの住む地域によっては感染症を考える必要があるかもしれません）。あるいは脊髄空洞症を確定するためにMRI検査を実施します。

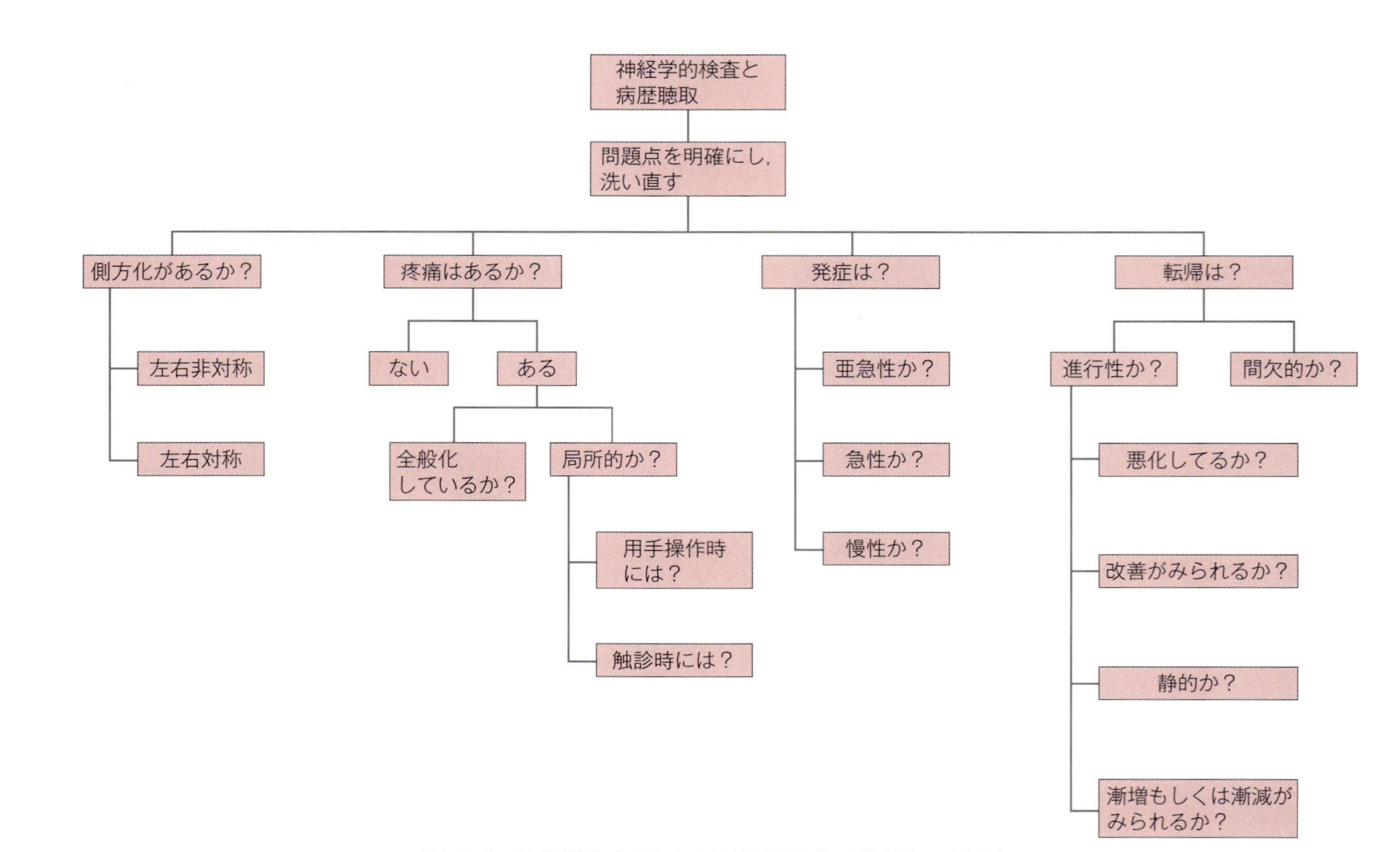

図 13.4 神経学的疾患における診断推論で考慮すべき要素

脊髄症性脊椎疾患

脊髄症を効率的に鑑別するのにも 5 本指ルール（発症，経過，疼痛，片側性，神経解剖学的局在）が有効です（表 13.3）。以下に，いくつか例を挙げます。

- 亜急性，非進行性または改善傾向で，ほとんど疼痛がなく，片側性の神経学的異常（大部分が T3-L3 脊髄節で生じる）であれば，98％の確率で虚血性脊髄症である。例えば，線維軟骨塞栓症（FCE）や急速かつ少量の椎間板脱出（急性非圧迫性髄核脱出［ANNPE］）などがある
- ハンセンⅠ型椎間板疾患（椎間板逸脱）の一番の特徴は，急性発症，増悪，疼痛，そして時には片側性の脊髄症である（しばしば T3-L3 の脊髄節で生じる）。こうした症状を呈する動物の 90％でハンセンⅠ型の疾患がある。
- 反対にハンセンⅡ型（椎間板突出）は慢性発症し，しばしば安定的だが，疼痛はある
- 特発性髄膜（脳）脊髄炎（MUA）の症状は，急性発症する増悪性有痛性脊髄症である。MUA が神経解剖学的に多発（複数の脊髄節や脳）する確率は 4 倍にもなる。罹患動物の多くで，精神状態の変化と脳神経異常がみられる

これらの例は，病態生理学的に考える方法を提示したものです。5 本指ルールを使用することで，鑑別診断リストを洗い直すことができます。個体群統計学とシグナルメントを併せて考慮することで，検査に進む前に，最も可能性の高い診断名を挙げられることでしょう。神経学的疾患の多くが，診断には先進的画像診断機器や脳脊髄液検査を必要とします。しかし予算は限られていますので，前述のようなアプローチにより最も必要な検査を絞り込むことができ，飼い主に仮診断を提示することができるでしょう。

結論

歩様異常の動物には，整形外科学的疾患，神経学的疾患，もしくはその両方が存在する可能性があります。合理的な鑑別診断リストを作成し，診断を確定するための適切な診断手順を計画するためには，整形外科学的検査と神経学的検査が鍵となります。

表 13.3 脊髄症で考慮すべき鑑別診断

カテゴリー	急性非進行性	急性進行性	慢性進行性
変性性		Ⅰ型椎間板疾患（P，AS，A，Y）	頚部脊椎脊髄症（P，AS，A，Y） Ⅱ型椎間板疾患（P，AS，A） 変性性脊髄症（AS，A） 脱髄性疾患（Y） 軸索障害と神経細胞障害（Y） くも膜下憩室（AS，Y，A） 品種特異的脊髄症（アフガン・ハウンドの脊髄症など）（Y） 蓄積症（Y）
奇形			キアリ様奇形および脊髄空洞症（Y，A） 脊柱奇形（Y） 環軸椎（亜）脱臼（Y） 脊椎癒合不全（Y）
腫瘍性		原発性（AS，A） 転移性（AS，A） 骨格性（P，AS，A）	腎芽腫（AS，Y） 原発性（AS，A） 転移性（AS，A） 骨格性（P，AS，A）
栄養性			ビタミンA過剰症（Y，A）
炎症性／感染性		ジステンパー（P，AS，Y，A） FIP（P，AS，Y） 原虫性（P，AS，Y） MUA（P，AS，A） 椎間板脊椎炎（P，AS，Y，A）	ジステンパー（P，AS，Y，A） FIP（P，AS，Y） 原虫性（P，AS，Y） MUA（P，AS，A）

（次ページへつづく）

表 13.3 脊髄症で考慮すべき鑑別診断（つづき）

カテゴリー	急性非進行性	急性進行性	慢性進行性
外傷性	骨折（P，AS，Y，A） 脱臼（P，AS，Y，A） 挫傷（AS，Y，A） ANNPE（AS，Y，A）	ANNPE（AS，Y，A）	
血管性	梗塞（FCE；AS，Y，A） 出血（AS，Y，A） 血管奇形（AS，Y）		

P＝疼痛を伴うことがある，AS＝症状が非対称的なことがある［片側で症状がより強く現れる］
A＝成犬と高齢犬，Y＝若齢犬
MUA＝病因不明の髄膜脊髄炎，ANNPE＝急性非圧迫性髄核脱出，FCE＝線維軟骨塞栓症
神経学的徴候を示さずに脊椎痛を生じる疾患を赤字で示す

CHAPTER 14

掻痒と落屑

掻痒と落屑は，小動物臨床の現場において（特に犬では）皮膚症状で受診する症例でみられる二大症状です。これらの症状の原因は多岐にわたりますし，本書の目的は特定の皮膚病について詳細に述べることではありません。代わりに掻痒と落屑を起こしている病理発生学的な背景について記すことで，掻痒・落屑を訴える動物の評価を系統立てて行えるようにします。

掻痒

掻痒は皮膚を掻きたい衝動を引き起こす不快な感覚です。掻痒の生理学的な役割は寄生虫を排除することです。掻痒は自律性で，痛覚とは別個の感覚です。掻痒は視床へと独自の神経経路を通じて連絡しています。掻痒を感じると掻く行動が起こります。すると（掻いたことによる）疼痛が，痒みの感覚を上回ります。

痒みに関連した視床への感覚入力は，痛覚を伝えるニューロンにより能動的に抑えられますし，逆も然りです。痛覚神経が抑制されると，痒みは増強します。その例として，モルヒネで治療を受けている人の例があります。動物においても，私たちが認識できるのは掻く行動だけですが，その背景には痒みがあることを解釈する必要があるでしょう。

掻痒の病態生理学

掻痒の病態生理を理解することで，痒みを抑えるために必要な論理的根拠を身につけられます。

痒み受容体

痒み受容体は独立した神経自由末端で，表皮，表皮－真皮間，真皮に存在しています。メディエーターによる刺激（後述）を受けると，求心性線維，伝導の遅いC線維から脊髄背角に入り，脊髄中心部にある痒み独自のニューロンを通じて視床へと至ります。

掻痒メディエーター

サイトカインであるIL-31が，痒みを伝える主要なサイトカインであることが人と犬では示されています。IL-31は主にTH2細胞が産生します。その他の掻痒刺激を起こすメディエーターには，T細胞や肥満細胞から出るIL-2（おそらくIL-6とIL-8もそうです），ケラチノサイトから出るニューロペプチド，キニン類（ブラジキニンも含む），アミン類（ヒスタミンを含む），プロテアーゼ（好中球，バクテリア，真菌，肥満細胞，その他の炎症性細胞などが産生），プロスタグランジン類，ロイコトリエン類，ニューロフィン，サブスタンスPなどがあります。興味深いことに，それぞれの動物種において各炎症性メディエーターへの痒み反応には差があり，また同じ犬種であっても痒みを起こすか否か，痒みの程度さえも個体差が出てしまうということです。なぜ作用にばらつきが出てしまうのかは未だ解明されていません。

皮膚の炎症により掻痒メディエーターが放出されることで，持続的な掻痒と炎症のやっかいなサイクルが始まってしまいます。ケラチノサイト，メルケル細胞，肥満細胞，ランゲルハンス細胞らに慢性的な刺激が加わることで，神経成長因子（NGF）を産生するようになります。すると表皮・真皮の痒み神経線維が増加します。これが，治療早期に適切な対策を取れずにいると，慢性掻痒をコントロールするのが段々と難しくなるメカニズムの1つと考えられています。

中枢因子

人では痒みを感じる閾値が次のような状況で低下する（痒みを感じやすくなる）ことが分かっています。

- 夜間

- 皮膚温度の上昇
- 皮膚の乾燥
- 心理的ストレスの増大

ストレスのかかる状況は，各種オピオイド類の放出を通じて痒みの原因になります。痒みに拮抗する皮膚感覚（疼痛，触感，熱感，冷感）は，痒みを増強したり，減弱したりします。ですから，掻痒の感覚は，他の感覚入力が少なくなる夜間にしばしば増悪します。

痒み止め

グルココルチコイドは，現在でも痒み止めの第一選択薬であり，大部分のケースで有効です。しかしシクロスポリンや，よりスペクトラムの狭い痒み止めであるオクラシチニブは，グルココルチコイドの非常に有望な代替薬であり，グルココルチコイドに近い有効性が示されています。さらには各種の非ステロイド治療が模索されています。しかし効果に関してはまちまちで，エビデンスもほとんどありません。そうした薬剤には，マロピタント（サブスタンスP拮抗薬），カンナビノイド類（大麻），カッパオピオイド受容体作動薬，冷感／メントール受容体（TRPM 8［Transient Receptor Potential subfamily M member 8]）作動薬などがあります。

掻痒を示す動物への診断アプローチ

問題点を明確にする

飼い主は，ペットの行動が痒みにより起こっていることを，必ずしも認識していません。そこで飼い主に，掻く以外の痒み行動とはどんなものか説明する必要があります。例えば，

- 転げまわる
- こする
- 咬む
- おしりを地面にこする
- 頭を振る

● 舐める

飼い主の主観的な掻痒の認識を客観的にするのに有用なビジュアル・アナログ・スケールがあります。このスケールは，痒みに対する治療の有効性をモニターするのにも便利です。もし軽度な痒みがあっても，生活の質が高く保たれていると感じられるかどうかを聴取することも大切です。なぜならアレルギーがある動物から完全に痒みをなくすことはできないからです。こうした話をしておくことで，飼い主が期待する治療レベルを現実的なものに設定できるため，慢性掻痒の症例では非常に大切なことです。

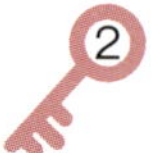

2 器官を明確にする

掻痒では皮膚が第一の罹患臓器です。掻痒発生のきっかけは，皮膚そのもの（一次性皮膚疾患）であったり，全身性疾患（胆管疾患や腎疾患）に続発するもの，神経障害によるもの（CHAPTER 13），そして常同行動によるもの（CHAPTER 7）といった二次性の皮膚疾患があります。

3 局在を明確にする

分布

掻痒がある部位の分布は，鑑別診断リストを作成する上で重要なガイドになります。外部寄生虫，例えば疥癬の場合，掻痒は主に毛の少ない部位（耳介辺縁，肘・足根関節の伸展部［外側］）に現れます。デモデックス（翻訳者注：毛包虫／ニキビダニ／アカラスと同義）の場合，顔や肢に分布します。ノミやツメダニは一般的に体幹背側に掻痒を起こします。一方，アレルギーのある犬の場合，痒みは主に関節の屈曲部（内側）に，猫では体の中央腹側に出ます。

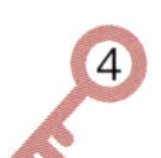

4 病変を明確にする

主な原因

多くの皮膚疾患が掻痒を起こしますが，主要なもの（図 14.1）は以下の通りです。

● 外部寄生虫（および内部寄生虫）

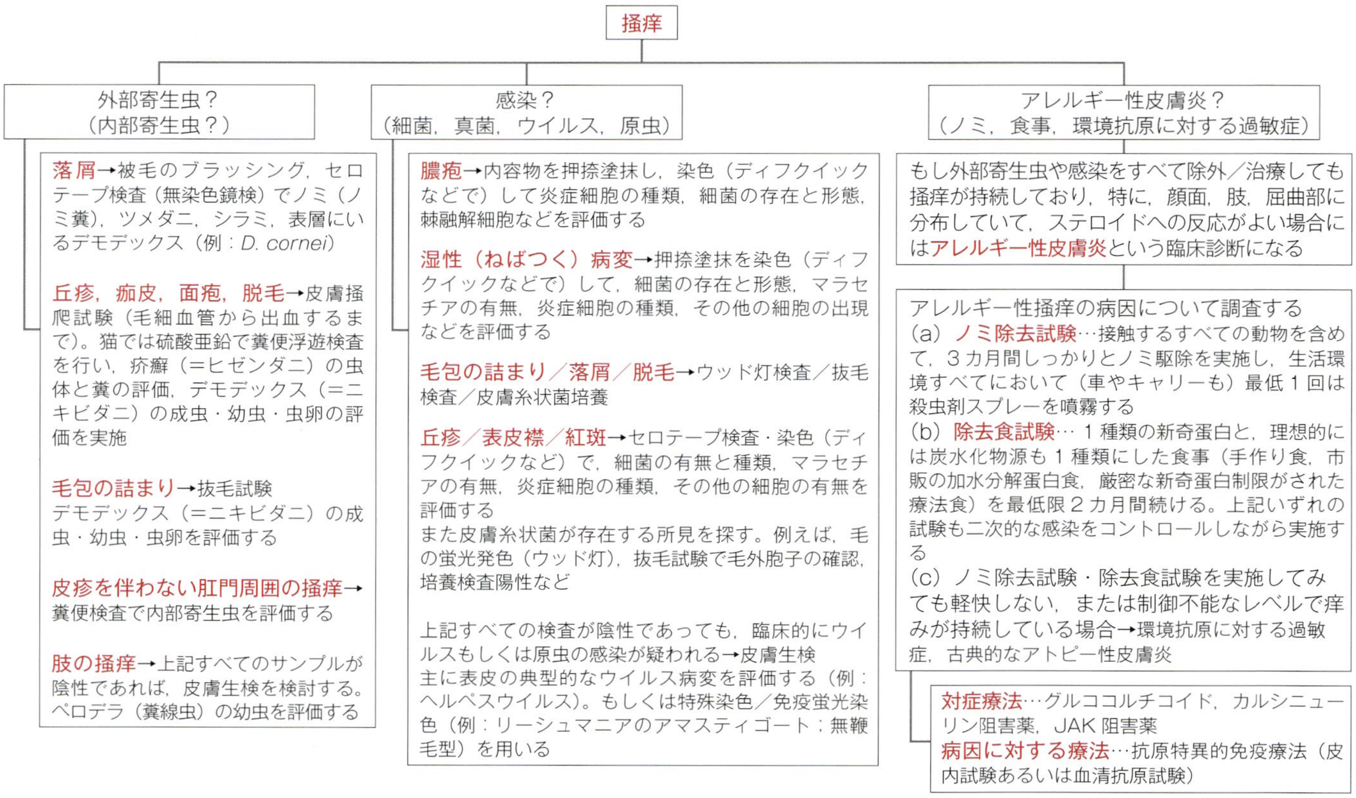

掻痒

外部寄生虫？
（内部寄生虫？）

落屑→被毛のブラッシング，セロテープ検査（無染色鏡検）でノミ（ノミ糞），ツメダニ，シラミ，表層にいるデモデックス（例：*D. cornei*）

丘疹，痂皮，面皰，脱毛→皮膚掻爬試験（毛細血管から出血するまで）。猫では硫酸亜鉛で糞便浮遊検査を行い，疥癬（＝ヒゼンダニ）の虫体と糞の評価，デモデックス（＝ニキビダニ）の成虫・幼虫・虫卵の評価を実施

毛包の詰まり→抜毛試験
デモデックス（＝ニキビダニ）の成虫・幼虫・虫卵を評価する

皮疹を伴わない肛門周囲の掻痒→糞便検査で内部寄生虫を評価する

肢の掻痒→上記すべてのサンプルが陰性であれば，皮膚生検を検討する。ペロデラ（糞線虫）の幼虫を評価する

感染？
（細菌，真菌，ウイルス，原虫）

膿疱→内容物を押捺塗抹し，染色（ディフクイックなどで）して炎症細胞の種類，細菌の存在と形態，棘融解細胞などを評価する

湿性（ねばつく）病変→押捺塗抹を染色（ディフクイックなどで）して，細菌の存在と形態，マラセチアの有無，炎症細胞の種類，その他の細胞の出現などを評価する

毛包の詰まり／落屑／脱毛→ウッド灯検査／抜毛検査／皮膚糸状菌培養

丘疹／表皮襟／紅斑→セロテープ検査・染色（ディフクイックなど）で，細菌の有無と種類，マラセチアの有無，炎症細胞の種類，その他の細胞の有無を評価する
また皮膚糸状菌が存在する所見を探す。例えば，毛の蛍光発色（ウッド灯），抜毛試験で毛外胞子の確認，培養検査陽性など

上記すべての検査が陰性であっても，臨床的にウイルスもしくは原虫の感染が疑われる→皮膚生検
主に表皮の典型的なウイルス病変を評価する（例：ヘルペスウイルス）。もしくは特殊染色／免疫蛍光染色（例：リーシュマニアのアマスティゴート；無鞭毛型）を用いる

アレルギー性皮膚炎？
（ノミ，食事，環境抗原に対する過敏症）

もし外部寄生虫や感染をすべて除外／治療しても掻痒が持続しており，特に，顔面，肢，屈曲部に分布していて，ステロイドへの反応がよい場合にはアレルギー性皮膚炎という臨床診断になる

アレルギー性掻痒の病因について調査する
（a）ノミ除去試験…接触するすべての動物を含めて，3カ月間しっかりとノミ駆除を実施し，生活環境すべてにおいて（車やキャリーも）最低1回は殺虫剤スプレーを噴霧する
（b）除去食試験…1種類の新奇蛋白と，理想的には炭水化物源も1種類にした食事（手作り食，市販の加水分解蛋白食，厳密な新奇蛋白制限がされた療法食）を最低限2カ月間続ける。上記いずれの試験も二次的な感染をコントロールしながら実施する
（c）ノミ除去試験・除去食試験を実施してみても軽快しない，または制御不能なレベルで痒みが持続している場合→環境抗原に対する過敏症，古典的なアトピー性皮膚炎

対症療法…グルココルチコイド，カルシニューリン阻害薬，JAK 阻害薬
病因に対する療法…抗原特異的免疫療法（皮内試験あるいは血清抗原試験）

図 14.1　掻痒を示す動物に対する診断フロー

- 感染（細菌，真菌，ウイルス，原虫）
- アレルギー性皮膚炎（ノミ，食事，環境抗原に対する過敏症）

発症する速度

急性発症した掻痒は，ほとんどの場合，急性の二次性表在性膿皮症，マラセチア性皮膚炎，外部寄生虫寄生（特に疥癬，ツメダニ，ノミ），あるいは過敏症を持つ食事の摂取から生じます。環境抗原に過敏症のある動物の場合には，アレルギーの起きる時期に入るとだんだんと痒みが強まっていく傾向があります。その他の急性掻痒の原因としては，別個の病気が新たに発症している可能性があります。例えば，慢性的に軽度のアトピー性皮膚炎がある症例で，上皮向性リンパ腫を新たに発症した場合などです。

季節性

もし掻痒が特定の時期に限って再燃するのであれば，それはきっかけとなる要因があるのです。例えば，

- ノミ関連性掻痒は夏期に最も出やすい
- 草に対する過敏症は春と夏に最も多い
- ハウスダストマイトやストレージマイトへの過敏症は10月～1・2月にかけて明らかに増える

通年の掻痒は，食物過敏症やハウスダストマイト・ストレージマイトに対する過敏症の可能性があります。さらに掻痒は心理的な要因によって増強します。例えば家庭環境の変化などです（例：来客，建築工事，引っ越し，新しいペット，飼い主の入院などによるストレス）。

一次病変

獣医師にとって重要なことは，皮膚病変の同定を行って，一次病変と二次病変とを鑑別することです。例えば毛包に膿疱ができているのであれば，鑑別診断の絞り込みができます（膿皮症，膿疱性皮膚糸状菌症，落葉状天疱瘡，その他の無菌性膿疱性疾

患）。そして適切な検査（膿疱内容物の押捺塗抹検査）のガイドになります。すると診断に至る，あるいは次に必要な検査が明確になります。それに対して，丘疹の場合には，疥癬やその他の外部寄生虫，あるいは初期の膿皮症（丘疹が毛包にできていれば），アレルギー性皮膚炎を疑っていきます。そうした場合には，皮膚掻爬試験が適しているでしょう。もし皮膚が全く正常にみえるのにもかかわらず，動物が痒がっているのであれば，アレルギー性皮膚炎（本態性掻痒；つまり掻痒の他には臨床的に正常であること）か，全身性疾患（特に腎疾患と胆管疾患），神経障害（脊髄空洞症の犬でみられる頭頸部の幻掻痒），そして常同行動が疑われます。

二次病変

表皮剥脱，苔癬化，瘢痕，亀裂，胼胝，壊死といった二次病変は，あまり診断に結びつきません。しかしそれらは獣医師に，掻痒の程度と，慢性経過していることを知らせてくれます。その他の二次病変（表皮襟，びらん，潰瘍など）にはいくらかの診断的価値があります。一次病変が水疱や膿疱のような脆弱な病変しか示さない免疫介在性疾患でみられることがあります。

二次感染

皮膚の二次感染は，多くの掻痒性疾患で好発する合併症です。そして二次感染そのものがさらなる掻痒を引き起こします。ですから感染がみつかったら抗菌薬による治療が必要ですし，治療開始時点ではグルココルチコイド使用を控えた方がよいでしょう。感染が軽快したら，掻痒と皮膚病変を再評価します。すると掻痒の原因がみえてきます。しかし一部のアレルギーがある犬では，再燃性の膿皮症が唯一の臨床症状であり，膿皮症の治療をすると，次に発症するまでの期間，掻痒が治まってしまうことがあります。

自傷

残念ながら自傷の結果，さらなる掻痒性メディエーターが放出されることになり，たとえ痒みのきっかけが消失していても，やっかいな掻痒－自掻サイクルが始まってしまいます。痒み神経線維が増えることでさらに痒みが増し，皮膚の知覚過敏が時間とともに起こってきます。

落屑

人の医学領域でみられる落屑の大部分は，皮脂の産生増加を伴っているため，脂漏症という表現がされています。獣医学領域ではこの脂漏症という名称は誤称です。脂漏症とは「脂が流れ出る」ということですが，動物の場合には乾性（以前は「乾性脂漏」と呼ばれていた症状）と脂性（「油性脂漏」）のどちらの角化異常も知られています。それゆえ過去20年間に名称が角化異常に改められました。

keratinisationとcornificationは相互変換可能な用語ですが（翻訳者注：日本語ではどちらも角化と訳されている），厳密にいうと，keratinisationは角化の一過程だけを指す用語です。keratinisationは，ケラチノサイト内で中間径フィラメントが分化・凝集する過程です。角化のプロセスはそれだけではなく，脂質の形成と，角化外皮（蛋白の架橋），核融解，細胞内小器官の融解，および剥脱のすべてが含まれています。

落屑を呈する動物への診断アプローチ

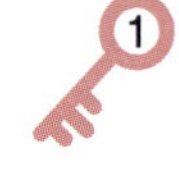

問題点を明確にする

角化異常を伴う症例（図14.2）では，落屑が増えるだけではなく，さらに以下のような症状を伴います。

- 被毛が（脂で）べたつき，悪臭がする
- 被毛，爪，肉球に以下のような変化が出る
  - ○ 被毛や爪にツヤがなくなる
  - ○ 肉球の肥厚やヒビ割れ

器官を明確にする

角化異常では皮膚が一次的な罹患臓器ですが，その背景にあるきっかけは皮膚ではなく，内分泌疾患（例：甲状腺機能低下症，副腎皮質機能亢進症，性ホルモンバラン

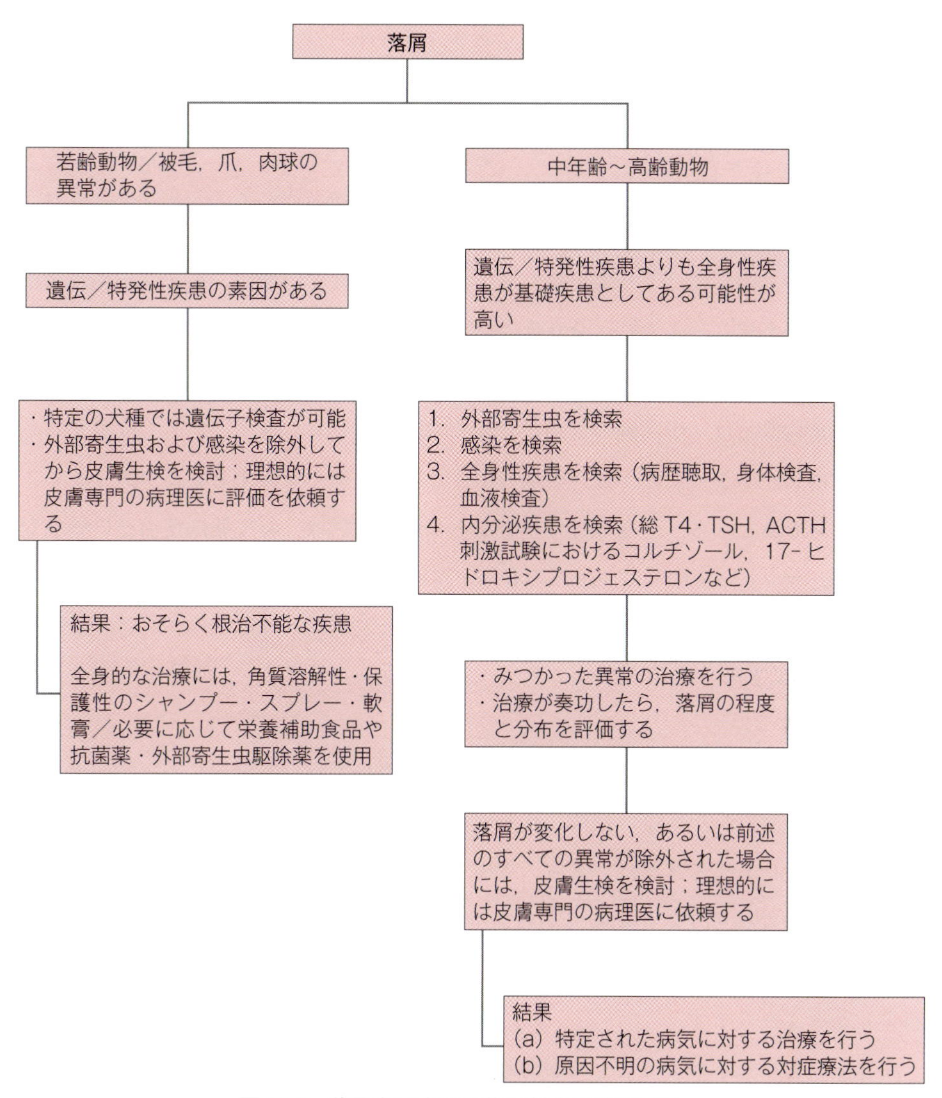

図 14.2　落屑を呈する動物に対する診断フロー

スの乱れ）かもしれませんし，栄養の問題，あるいは全身性の腫瘍かもしれません。そこで，角化異常を診察する場合には，それが一次性（特発性／遺伝性）なのか，二次性（代謝性／栄養性／腫瘍性）なのかを見極めることが重要です。二次性疾患の場合，原因が突き止められて治療可能であれば，角化異常は治癒できます。しかし，一次性の角化異常は通常，治癒は不可能であり，許容範囲の生活の質を保つためには，一生涯にわたっての治療が必要になります。

重要なヒント

一次性角化異常は若齢動物で好発します。局所的なこともあれば，全身性のこともあります。特定の品種はより罹患率が高いことが知られています。一次性疾患は健康そうな動物でも起こりますし，全身性の場合には皮膚だけではなくて被毛，爪，肉球にも異常が起こります。

二次性角化異常は，中高齢の動物が受診した場合に疑診します。初発の皮膚異常，あるいは落屑が始まったのが最近の場合です。基礎疾患を検索する必要があります。中高齢であることから，全身の身体検査ならびに病歴聴取，特に薬剤使用歴の聴取が大切です。そうした症例では，掻痒の有無が鑑別診断リストの絞り込みに役立ちます。

局在を明確にする

分類

臨床的には，主な症状は落屑の増加であり，皮膚の肥厚（苔癬化）や皮脂の増加，炎症を伴います。二次感染（細菌／真菌）は起きていることも，起きていないこともあります。目にみえる落屑は，表皮の表層である角質層に由来しています。落屑は細胞内小器官のない単なる死細胞であるか（正常角化細胞），あるいは核が遺残している場合（錯角化細胞）もあります。錯角化細胞が出ているタイプの方が，臨床的には苔癬化が厚くなります。

角化異常には以下のようなものがあります。

- ダックスフンドの耳介辺縁に起こる局所的・遺伝的な乾性の角化異常
- バセット・ハウンドでみられる全身性・遺伝的な湿性の角化異常
- 甲状腺機能低下症の犬でみられる後天性角化異常

病変を明確にする

一次性角化異常

全身性のもの

- 魚鱗癬
  - ノーフォーク・テリアの表皮融解性（表皮結合が緩んで，水疱ができる）魚鱗癬
  - ゴールデン・レトリーバー，ジャック・ラッセル・テリア，キャバリア・キングチャールズ・スパニエルなどでみられる非表皮融解性（表皮結合には異常がない）魚鱗癬
- 亜鉛代謝障害
  - ノルディックドッグでみられる亜鉛反応性皮膚病Ⅰ型
  - イングリッシュ・ブル・テリアの致死性肢端皮膚炎

局所的なもの

- ダックスフンドの耳介皮膚炎
- ラブラドール・レトリーバーの鼻の錯角化症
- ボルドー・マスティフ，アイリッシュ・テリア，ラブラドール・レトリーバーの鼻・趾端の角化亢進症
- ペルシャ猫の特発性顔面皮膚炎
- 尾腺炎（スタッド・テイル），長毛種の猫でよくみられる
- 猫の顎下アクネ（座瘡）

二次性角化異常

病因により局所性または全身性

- 外部寄生虫：特に，
  - ツメダニ
  - 疥癬
  - ノミ

- デモデックス（＝ニキビダニ，アカラス）

- 感染
  - 膿皮症
  - 皮膚糸状菌症
  - リーシュマニア症
  - 猫白血病ウイルス（FeLV）陽性猫の巨細胞性皮膚症
- 内分泌疾患：例えば，
  - 甲状腺機能低下症
  - 副腎皮質機能亢進症
  - 性ホルモンバランスの乱れ
- 免疫介在性疾患：例えば，
  - 皮脂腺炎
  - エリテマトーデス
  - 落葉状天疱瘡
  - 多形紅斑
- 薬剤反応性皮膚障害
- 腫瘍
  - 一次性皮膚腫瘍
    …例えば，上皮向性 T 細胞型リンパ腫
  - 皮膚の腫瘍随伴症候群
    …例えば，胸腺腫により二次的に生じる
- 栄養性
  - 大型犬の亜鉛反応性皮膚症Ⅱ型，亜鉛制限食あるいはフィチン酸強化食の給与で発症する
  - ビタミン A 欠乏症
- 代謝性
  - 表在性壊死性皮膚炎（肝皮症候群）

診断

落屑を呈する動物の診断方法には，局所的な角化異常を調べるもの（外部寄生虫や感染を調べるための皮膚掻爬試験，細胞診，培養試験）と，全身的な角化異常を調べるものがあります。掻痒の有無が検査方法を決めるヒントになりますが，掻痒がないからといって局所の疾患を除外はできません。例えば，大部分の外部寄生虫は痒みを伴います。しかしデモデックスは痒みを起こさないことがあります。大部分の皮膚感染症は痒みを伴います。しかし，皮膚糸状菌症とリーシュマニア症では痒みを起こさないことがあります。基礎疾患として，副腎皮質機能亢進症のような内分泌疾患を抱えている場合，痒みの感覚が変化することがあります。

ですから，動物に掻痒がない，そして（または）全身性疾患を示唆するような他の臨床症状がある場合には，血液学的検査，血液生化学検査を実施するべきでしょう。総サイロキシン（T4）と甲状腺刺激ホルモン（TSH）を測定しますが，シック・ユーサイロイド・シンドロームの可能性も頭に入れておきます。シグナルメントから副腎皮質機能亢進症が疑われる場合（例：中高齢の犬・猫で，制御不能な糖尿病がある）には，尿コルチゾール：クレアチニン比を測定します。採尿はストレスのかからない自宅で行います。もし陰性であれば，副腎皮質機能亢進症を除外できます。陽性であれば，ACTH 刺激試験あるいは低用量デキサメサゾン抑制試験が必要でしょう。潜在的な性ホルモンバランスの乱れを調べるには，ACTH 刺激試験の際に 17-ヒドロキシプロジェステロンの測定も行っておくことが有用でしょう。

皮膚生検

外部寄生虫，感染，落屑を生じる全身性疾患（内分泌疾患など）を除外できたなら，皮膚生検が診断の役に立つでしょう。皮膚生検は皮膚異常の起きている部位から採材し，3 層すべて（表皮，真皮，皮下組織）が含まれるようにします。採材は，皮膚の洗浄や消毒をせずに行います。体の部位によりますが，できるだけ「大きく」採取しましょう（理想的には直径 8 mm）。皮膚生検の病理組織学的解釈は簡単ではありません。時間がかかりますし（他の組織の 3 倍はかかります），病理医でも角化異常に興味を持っていなければ難しいといえます。ですから理想的には，皮膚生検の病理検査は症例の写真をみたり，臨床獣医師と詳細について話し合うことができるような皮膚病理医へ依頼する方がよいでしょう。

角化異常症例に対しては，いきなり皮膚生検を行わないようにします。なぜなら，感染や外部寄生虫があると，例えば基礎疾患に皮脂腺炎があったとしても，病理組織像は感染を反映したものとなります。さらに飼い主には，皮膚生検は必ずしも確定診断に結びつくものではないことも理解しておいてもらう必要があります。診断がつかないこともままあるのです。皮膚生検で診断がつかない場合には，最も疑っている疾患に応じて，病理組織を別の病理医／皮膚科専門医に再評価してもらうか，あるいは試験的な治療を行います。

結論

小動物臨床の現場において，掻痒と落屑はよくみる症状であり，その原因は無数に存在します。合理的な鑑別診断リストを作成して，確定診断に辿り着くためには，注意深く身体検査を行って，病変のタイプと分布を明確にし，それが一次性皮膚病変なのか，二次性皮膚病変なのかを区別します。さらに，掻痒も落屑も単なる局所的な異常とは限らず，全身性疾患の一症状である可能性があることも理解しておく必要があります。

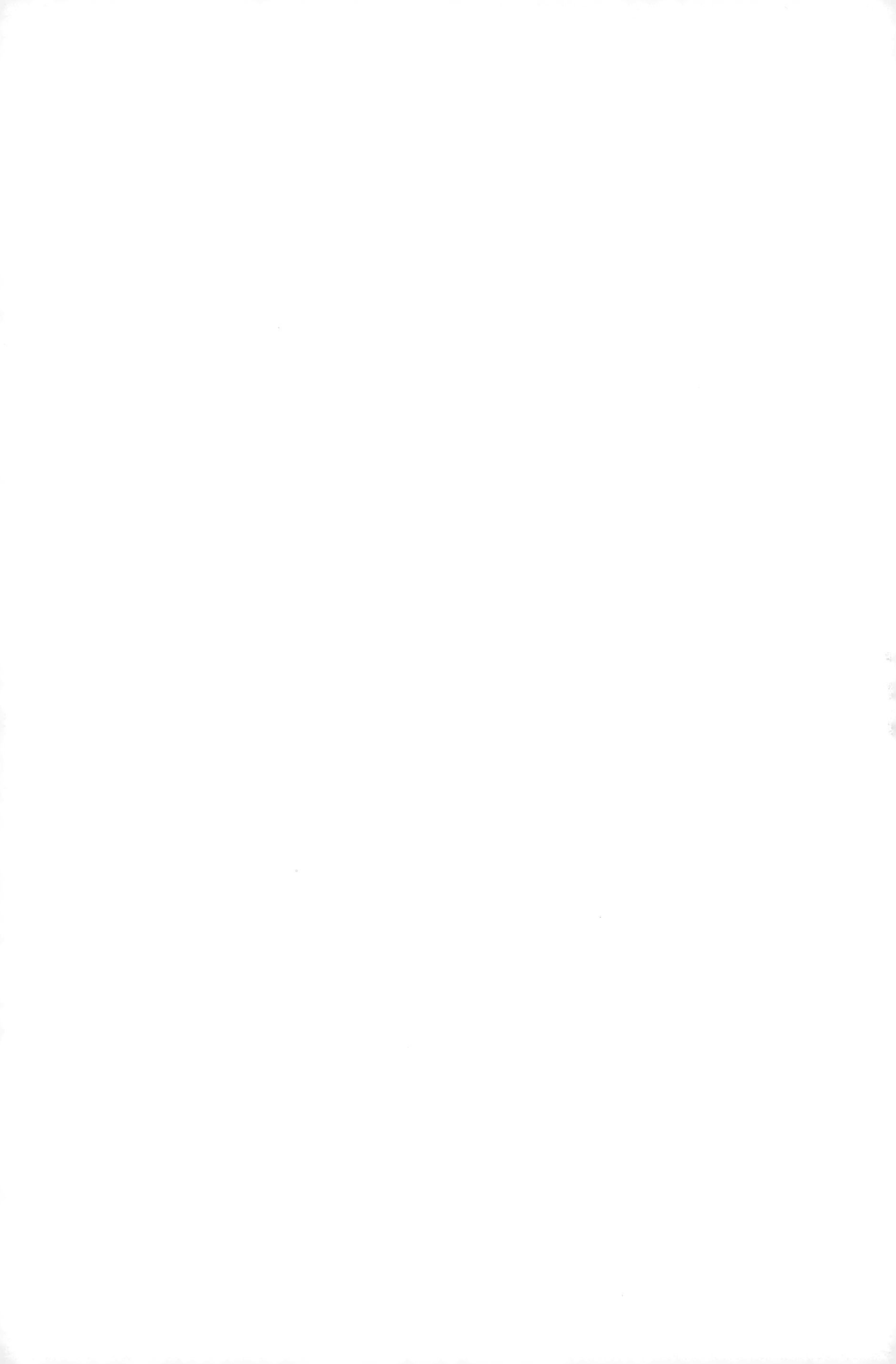

索引

さ

は

ま

■監訳者

馬場健司（ばば けんじ）

1975年神奈川県生まれ。博士（獣医学），山口大学共同獣医学部臨床獣医学講座獣医内科学分野 准教授。2001年東京大学卒業後，2005年東京大学大学院農学生命科学研究科にて学位取得。京都大学ウイルス研究所の博士研究員を経て，2008年より山口大学農学部 助教。2012年より現職。主な研究テーマは消化器疾患や血液疾患の病態解明など。山口大学動物医療センターでは消化器疾患を中心に内科疾患全般の診断・治療にあたっている。

■翻訳者

福田淳志（ふくだ あつし）

1981年千葉県生まれ。東京農工大学農学部獣医学科卒業後，横浜のすすきの動物病院など首都圏にて小動物臨床獣医師として勤務。現在はキャリアカラー株式会社に登録し，獣医療を包括的にサポートする業務についている。

小動物臨床における診断推論

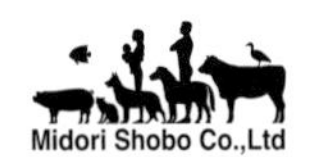

2016年12月1日　第1刷発行©

著　者……………JILL E. MADDISON（ジル イー・マディソン），HOLGER A. VOLK（ホルガー エー・ヴォルク），DAVID B. CHURCH（デビット ビー・チャーチ）

監訳者……………馬場健司

翻訳者……………福田淳志

発行者……………森田　猛

発行所……………株式会社 緑書房
〒103-0004
東京都中央区東日本橋2丁目8番3号
TEL 03-6833-0560
http://www.pet-honpo.com

日本語版編集…………重田淑子，池田俊之

カバーデザイン………メルシング

印刷・製本……………アイワード

ISBN978-4-89531-287-5 Printed in Japan

落丁，乱丁本は弊社送料負担にてお取り替えいたします。